Docteur ALSCHITZ

de l'Université de Nancy

De la Rétroversion
de l'Utérus gravide

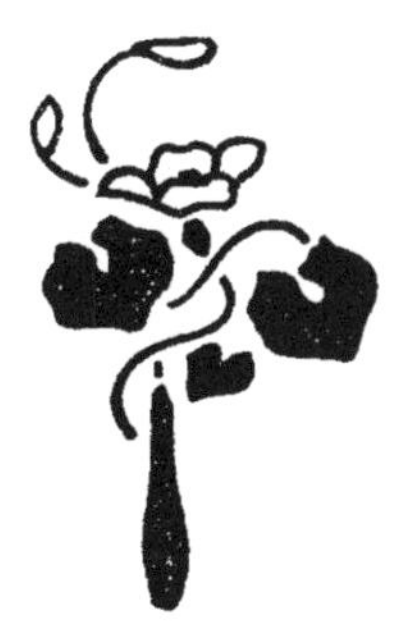

NANCY

IMPRIMERIE L. BERTRAND

—

1911

Docteur ALSCHITZ

de l'Université de Nancy

De la Rétroversion de l'Utérus gravide

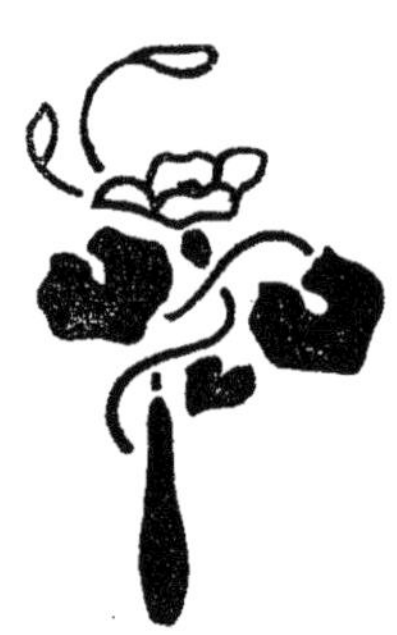

NANCY
IMPRIMERIE L. BERTRAND

1911

A LA MÉMOIRE DE MA MÈRE

A MON PÈRE

*Modeste témoignage de ma profonde gratitude
et de ma vive reconnaissance*

A MA SŒUR

A MON PRÉSIDENT DE THÈSE

Monsieur le Professeur A. HERRGOTT

Professeur de Clinique obstétricale à la Faculté de Médecine de Nancy
Membre correspondant de l'Académie de Médecine
Chevalier de la Légion d'Honneur

INTRODUCTION

A la fin du mois d'octobre 1910, une femme se présenta à
la Maternité avec des symptômes de rétroversion de l'utérus
gravide accompagnée de rétention d'urine. Au mois de
janvier 1911, une autre malade se présenta à la Maternité
avec les mêmes symptômes. Ces deux cas nous ont vive-
ment intéressés et M. le Professeur agrégé Fruhinzholz nous
a inspiré l'idée de prendre comme sujet de notre thèse la
question de la rétroversion de l'utérus au cours de grossesse.
Nous l'avons trouvé intéressante cette question, quoique
.pas nouvelle, car nous croyons que la pratique courante peut
nous mettre, sans doute, en face de tels accidents. La rétroversion de l'utérus gravide, loin d'être une affection rare,
occupe, au contraire, une assez large place en pathologie
obstétricale. Si l'on considère les déplacements de la matrice en arrière, en général, on trouve, d'après Sänger, 15.45
de cas de rétrodéviation utérine sur 100 maladies de femmes, 19.10 p. 100 d'après Winckel.

Les très intéressantes leçons, que M. le Professeur Herrgott
a fait sur la question qui nous intéresse, nous ont persuadé
de l'utilité de l'étudier à fond. En même temps ces leçons
nous ont beaucoup aidé ultérieurement dans l'étude de
de notre sujet.

Nous adopterons dans notre étude le plan suivant : Après
avoir étudié brièvement l'historique et la définition de

cette affection, nous exposerons l'étiologie de la rétroversion de l'utérus gravide, question qui mérite un large développement. L'évolution et la marche clinique font l'objet d'un autre chapitre. D'après les conseils de M. Fruhinzholz, nous distinguons suivant la marche clinique deux formes différentes dans cette affection : l'une, où la rétroversion n'est pas suivie de complications, dite rétroversion incidente; l'autre, où la maladie est accompagnée de différentes complications, telles que la rétention d'urine ou autres, dite rétroversion accidentelle. Le pronostic et le diagnostic seront successivement passés en revue. Dans le dernier chapitre nous nous consacrerons au traitement, où nous essayerons de discuter l'utilité de faire une large place dans le traitement de la rétroversion enclavée irréductible à la laparatomie au lieu de l'avortement provoqué. Comme base de notre argumentation nous prendrons les observations que nous avons pu recueillir dans le service de M. le Professeur Herrgott.

Avant de commencer l'étude de notre sujet, il nous reste un devoir très agréable à remplir. C'est celui de remercier, au moment de quitter la Faculté, ceux qui nous ont encouragé et guidé pendant nos années d'études. Notre reconnaissance va à tous nos Maîtres de la Faculté de Nancy, qui nous ont appris les débuts d'un art que l'on doit perfectionner toute sa vie.

Nous prions M. le Professeur Herrgott, qui nous a fait le grand honneur d'accepter la présidence de notre thèse et dont nous avons suivi avec grand intérêt les savantes leçons cliniques, de croire à notre profonde gratitude et à l'assurance de notre respectueux dévouement.

Nos remerciements vont tout particulièrement à M. le Professeur agrégé Fruhinzholz, pour la marque de bienveillance qu'il nous a témoignée, en nous confiant ce travail, pendant l'exécution duquel nous avons dû tant de fois recourir à ses conseils. Au cours de nos études, c'est avec le plus vif intérêt que nous avons suivi ses causeries aux lits des malades et ses conférences cliniques.

A M. le Professeur Weiss, qui a guidé nos pas dans la pathologie externe et auprès de qui nous nous plaisions à suivre avec un véritable plaisir la clinique chirurgicale, nous exprimons notre vive reconnaissance.

Les cliniques de M. le Professeur agrégé Frœlich, nous ont permis d'acquérir de précieuses connaissances d'orthopédie et de chirurgie-infantile; qu'il reçoive l'hommage le plus sincère de notre profonde admiration.

M. le Professeur agrégé Sencert, a bien voulu faire partie de notre jury de thèse, nous lui en témoignons toute notre reconnaissance.

M. le Docteur Job, chef de clinique obstétricale, nous a témoigné des marques de bienveillante sympathie que nous ne saurions oublier et dont nous sommes heureux de le remercier.

Nous ne saurions trop remercier notre ami le Docteur Fairise, pour les services qu'il nous a rendus à maintes reprises, durant nos années d'études ensemble.

CHAPITRE PREMIER

Historique et Définition

L'étude de la rétroversion de l'utérus gravide, date déjà d'assez longtemps. Mais c'est à partir du XVIIIe siècle surtout que l'étude de cette question fut approfondie et suivie avec méthode. En 1731, Kulmus, à Dantzig, attira le premier l'attention sur cette affection. Quelques années plus tard, en 1740, Grégoire, membre du Collège royal de Paris, fit un cours sur la rétroversion de l'utérus à l'état de grossesse.

Un chirurgien anglais, élève de Grégoire, Walter Wall, observa un cas de cette affection en Angleterre, en même temps que William Hunter. Ce dernier, en 1754, en rapporta des figures sur son atlas *Icones de utero gravido*. Il publia ensuite plusieurs autres observations de la même maladie et la décrivit le premier d'une façon complète en 1771. Chopart fit connaître en France les travaux de Hunter, et Baudelocque, dans son *Traité de l'art des accouchements*, en 1799, expliqua le mécanisme de la rétroversion utérine.

Dans la première moitié du XIXe siècle, nous devons signaler Mérimann, 1810; Nœgele, 1812; Martin de Lyon, 1835; Leroix (Thèse d'agrégation) 1844, et nous arrivons à la seconde moitié de ce siècle avec Négrier, 1858; et Salmon (Thèse d'agrégation) 1863. Martin, 1875, apporte une statistique sur la fréquence de cette affection et le pourcentage de primipares et multipares.

Charles de Liége, en 1878, a réuni 127 observations de rétroversion de l'utérus gravide. Signalons aussi la communication faite par Bunge, en 1881, à la Société d'obstétrique et de gynécologie de Berlin. MM. Pinard et Varnier, en 1886, ont produit une très intéressante étude clinique sur le rôle des adhérences et sur la cause de la gangrène vésicale dans les cas d'enclavement.

Avant de donner une définition de la rétrodéviation de l'utérus gravide, nous devons nous demander si la distinction que l'on établit en gynécologie entre la rétroflexion et la rétroversion existe aussi dans le cas où l'utérus se trouve en état de gestation. La réponse, à notre avis, doit être positive. Même pendant la grossesse, si l'utérus se trouve hors de sa place normale, il y a à distinguer entre la flexion et la version. Beaucoup d'auteurs décrivent sous le nom de rétroflexion tous les symptômes de la rétroversion. D'autres, considérant la rétroflexion comme une maladie bénigne, dont la guérison spontanée est possible, conseillent d'attendre et de ne pas intervenir, même dans les cas de rétroversion, maladie beaucoup plus grave par ses conséquences. Certains enfin, dans le but de prévenir de graves accidents qui peuvent survenir dans la rétroversion non traitée, préconisent l'intervention même dans les cas les plus légers de rétroflexion.

Mais nous verrons dans les chapitres qui vont suivre, combien ces deux affections, qui sont très souvent confondues, se distinguent l'une de l'autre par leur marche clinique, par leur mode de traitement, et par leur pronostic.

On comprend sous le nom de rétroflexion de l'utérus une modification de position par rapport à son axe transverse. Le corps et le col ne se trouvent plus dans le même axe longitudinal qu'à l'état normal : le corps est fléchi sur le col et forme avec celui-ci un angle plus ou moins grand. Le corps se porte en arrière vers le petit bassin, tandis que le col reste dans une position presque normale.

Si, quelquefois, le col est un peu relevé vers le pubis, contre lequel il s'arrête à la suite de l'abaissement du corps, le changement n'est pas considérable et il est toujours bien accessible au toucher vaginal.

Sous le nom de rétroversion utérine on comprend une modification de la position de l'organe, non pas par rapport à son col ni à son axe longitudinal, mais par rapport à sa position normale. Le corps et le col restent toujours, ou à peu près toujours, dans le prolongement l'un de l'autre, mais ce qui est changé, ce sont les rapports de l'utérus avec les organes voisins. Le corps est renversé en arrière et se trouve logé dans le petit bassin, parfois même sur le périnée ; le col est porté en haut et en avant et se trouve derrière la symphyse pubienne, de sorte que, très souvent, on ne peut le trouver qu'avec de grandes difficultés par le toucher vaginal.

On distingue deux degrés de rétroversion. Dans le premier degré, ou rétroversion incomplète, le corps se trouve incliné en arrière et le fond de l'utérus est en contact avec la partie supérieure du sacrum ; le col se place derrière la symphyse, au même niveau que le fond utérin et reste accessible au toucher, quoique difficilement.

Dans la rétroversion du second degré, ou complète, le fond de l'utérus a exécuté un mouvement de bascule presque total, et il vient se loger dans la concavité sacrée, ou quelquefois même sur le périnée, tandis que le col est remonté derrière la symphyse pubienne ou même au-dessus d'elle. Il devient alors très difficilement accessible ou échappe tout à fait au toucher vaginal.

Les auteurs allemands avec Winckel, admettent un degré de plus qui précéderait le premier degré français : c'est quand l'utérus est courbé en arrière, mais que son fond reste toujours sur un plan supérieur au col.

Avec Chroback, on peut très bien confondre en un seul les deux premiers degrés, qui, cliniquement, ne se distinguent pas et qui pratiquement, n'ont aucun signe qui les différencie bien l'un de l'autre.

CHAPITRE II

Étiologie

L'accord est encore loin de s'établir entre les auteurs sur l'étiologie de la rétroversion de l'utérus gravide.

Si tout le monde reconnaît quelques causes banales bien évidentes qui agissent dans toute rétroversion, telles que multiparité relâchement des ligaments de fixation de l'utérus, influence de différentes tumeurs utérines, etc., un grand désaccord règne encore quant à la question plus importante des causes qui agissent plus spécialement au cours de la grossesse, telles que la rétention d'urine, les malformations du bassin, les adhérences de l'utérus aux organes voisins, etc.

On admet des causes prédisposantes et des causes déterminantes.

1° *Causes prédisposantes*

a) Multiparité. — L'une des premières est la multiparité. D'après les observations publiées par différents auteurs, on constate que la rétroversion chez les primipares est une maladie bien rare.

Charles de Liège nous donne seulement 13 primipares sur 79 cas qu'il a observés ; les autres 66 cas proviennent tous de multipares. A. Martin, sur 121 observations, trouve 27 primipares et 94 multipares et encore les 27 primipares sont-elles atteintes de rétroversion congénitale.

Sur les 13 observations de la Maternité de Nancy que nous publions il y a seulement 2 primipares.

b) Age de la grossesse. — L'âge de la grossesse a aussi une influence. C'est du troisième au cinquième mois que la rétroversion se voit le plus souvent. Elle est rare dans les deux premiers mois, et, s'il existe déjà à cette époque une rétroflexion ou même une rétroversion du premier degré, l'utérus, en se développant normalement, se redresse spontanément, et l'affection passe inaperçue même de la femme, puisqu'elle n'occasionne aucun accident ni aucun trouble.

Nous avons dans nos observations un seul cas (Observation VII) où quelques troubles de la miction ou de la défécation, très légers d'ailleurs, sont survenus au cours du premier mois.

Sur 114 cas rapportés par Charles de Liège, les accidents surviennent trois fois avant le deuxième mois.

Après le quatrième mois, l'utérus devient assez volumineux pour que la bascule en arrière, au-dessous du détroit supérieur, autour de son axe transversal, soit impossible. On peut observer, mais bien rarement, des cas de rétroversion après le cinquième mois de la grossesse, mais on doit rapporter ces cas aux malformations utérines plutôt qu'aux accidents de rétroversion proprement dits.

Burns admet d'ailleurs que « si le bassin est large et l'œuf pas trop distendu par le liquide, la rétroversion peut se produire dans le cinquième mois ».

c) Déviation préexistante. — Comme troisième cause prédisposante, qui a une grande influence sur la rétroversion, on peut citer la déviation préexistante de l'utérus. Si une grossesse vient surprendre un utérus en rétroflexion il peut arriver qu'en se développant, l'utérus se redresse spontanément, mais il peut aussi arriver que la rétroflexion persiste, et l'utérus par son propre poids qui augmente, accentue davantage cette flexion : la rétroversion est constituée. Alors l'incarcération n'est plus que l'exagération d'une position vicieuse existant déjà depuis longtemps.

Il serait très difficile d'ailleurs et même presque impossible de dire avec certitude si la rétroversion existait longtemps avant l'accident observé ou si elle s'est produite au cours de la grossesse. Tylar Smith insiste beaucoup sur cette cause.

Nous n'avons pas d'indication nettes dans nos observations quant à cette cause. Mais nous pouvons supposer et avec beaucoup de raison que, pour les deux primipares (Observations VI et VII) dont l'une avorta à deux mois et demi et dont l'autre avait eu des règles très irrégulières, la cause de la rétroversion était, dans les deux cas, une déviation utérine préexistante.

On a cité quelques observations (Varnier, *Annales de gynécologie et d'obstétrique*, 1889) de rétroversions récidivantes.

Si l'on trouve en même temps de nombreux exemples où la rétroversion utérine préexistante permet à une grossesse ultérieure d'arriver à terme (c'était le cas sans doute dans notre observation VI), nous ne devons pas donner comme règle générale la déviation préexistante ; mais nous sommes autorisé, à donner cette dernière comme cause prédisposante à la rétroversion, si cette rétroversion arrive au cours de la grossesse.

2º Causes déterminantes

Les causes déterminantes peuvent agir de deux façons. Il y a des cas où les causes agissent silencieusement, insidieusement, sans que la femme ait le moindre soupçon d'une maladie, jusqu'au moment où des accidents plus graves surviennent. C'est la forme lente ou progressive.,

Au contraire, il y a des cas où la maladie se déclare brusquement, instantanément, après un accident quelconque. C'est la forme brusque.

Ces deux formes ne se distinguent pas par leur tableau clinique, par les conséquences qu'elles amènent, par le mode de traitement à suivre, mais bien par leur mode d'action, leur pathogénie, qui sont très différents.

A) Causes déterminantes de la Forme lente

a) Malformation du bassin

Cette cause peut jouer un rôle dans la rétroflexion préexistante et même dans la rétroversion du premier degré.

Si, au cours de son développement, l'utérus sort du petit bassin, remonte dans la grande excavation, le redressement se fait et la grossesse se continue normalement, à condition que l'utérus ne trouve aucun obstacle sur son chemin. Mais, dans les cas de rétrécissement du bassin, dans les bassins rachitiques avec diminution du diamètre antéro-postérieur et exagération de courbure du sacrum, l'utérus, en se redressant, trouve un obstacle. Il est accroché par la saillie du sacrum, ne peut plus remonter pour s'évader du petit bassin ; il sera dès lors obligé d'y continuer son développement. Bientôt, il sera enclavé et il en résultera des conséquences que nous étudierons plus loin. L'amplitude trop grande du bassin sur laquelle insiste Chailly, agit d'une autre façon. Dans le bassin avec exagération du diamètre antéro postérieur, l'utérus, en se développant, ne se trouve pas retenu par le squelette osseux du bassin. Les ligaments de la matrice se trouvant relâchés, ramollis, ce qui est normal dans la grossesse, l'utérus abandonné à lui seul, et sous l'influence de son propre poids, peut, à un moment donné, basculer en arrière, et la rétroversion se constitue.

b) L'accumulation des matiéres fécales dans le rectum et l'S iliaque, et la pression continue qu'exercent les viscères abdominaux sur le fond de l'utérus sont aussi citées parmi les causes déterminantes.

La constipation chez les femmes enceintes est une chose très habituelle, et, si les matières fécales sont accumulées jusqu'à remplir l'S iliaque, elles peuvent, par la pression qu'elles produisent sur la matrice, l'empêcher de s'élever et forcer l'utérus à s'abaisser et à se renverser en arrière.

Testut, dans son *Traité d'Anatomie humaine* cite un cas pareil qu'il a observé sur un sujet congelé. Le corps de l'utérus était fortement renversé en arrière ; quelques anses intestinales remplies dematières fécales s'étaient interposées entre l'utérus et la paroi abdominale. Le sujet étant décongelé, la position de l'utérus devint normale. Voici comment Testut explique cette modification :

« Les anses intestinales remplies de matières fécales qui

occupaient le cul-de-sac vésico-utérin, étant devenues libres après la décongélation, étaient remontées à la surface du liquide. L'utérus, à son tour débarrassé du contact de ce bloc anormal qui l'avait refoulé en arrière, s'était incliné peu à peu du côté de la vessie et, de lui-même, sans aucune intervention étrangère, avait pris la position normale. »

c) *Tumeurs de la paroi utérine*

Les différentes tumeurs de l'utérus ainsi que le prolapsus utérin sont accusés de déterminer une rétroversion de l'utérus gravide.

Les tumeurs agissent par leur propre poids, mais particulièrement les tumeurs de la paroi postérieure. Et, si le placenta vient s'insérer aussi sur cette même paroi ou dans le fond, une rétroversion peut se produire.

Un utérus prolabé indique bien que les ligaments ne sont plus capables de le soutenir dans sa position normale. Si une grossesse survient, l'utérus, déjà très mobile, a beaucoup de chance de se déplacer en arrière.

Les causes déterminantes que nous avons citées, comme rétrécissement du bassin, accumulation de matières fécales, etc..., sont, à notre avis, plutôt hypothétiques que réelles. Nous n'avons pas voulu passer sous silence l'opinion de différents auteurs ((Tarnier, Jacquemeier, Vinay) sur cette question. Mais, dans les observations que nous apportons, ainsi que dans les observations publiées dans différentes thèses sur cette question, nous n'avons pu trouver un seul cas dans lequel la rétroversion soit due à l'une des causes citées plus haut. Et il nous semble que la valeur de ces causes ne soit pas si grande que le prétendent les auteurs.

d) *Rétention d'urine*

Beaucoup d'auteurs, Tarnier, Charpentier, Jacquemeier, etc., pensent que la rétention d'urine est la cause et non la conséquence de la rétroversion. Pour d'autres, la distention de la vessie, loin de produire la rétroversion en élevant le corps utérin, s'opposerait à son déplacement en arrière. Pour certains auteurs, enfin, la rétention serait la conséquence de la rétroversion, mais non la cause.

Nous nous rangeons à l'avis de ces derniers.

Pour accuser la rétention de pouvoir produire une rétroversion, il faudrait montrer que la rétention a précédé la rétroversion, mais, ni dans nos observations, ni dans celles qui ont été publiées jusqu'à maintenant, on ne trouve un cas semblable.

Nous savons, d'ailleurs, que la rétention d'urine dans une grossesse normale est un cas bien rare, surtout dans les premiers mois. Nous ne pouvons pas envisager ici la rétention survenue dans les derniers mois, qui tient à la compression de l'urèthre par les parties fœtales engagées, ou par la déviation du canal uréthral, puisque dans les derniers mois la rétroversion n'existe plus.

« Il est exceptionnel, dit Vinay, que la rétention d'urine se produise au début de la grossesse. »

Bien souvent, quand le médecin se trouve en présence de la rétention d'urine avec des symptômes graves, la rétroversion est déjà constituée depuis quelque temps, car ce sont les signes de la rétroversion, notamment la douleur, la pesanteur, l'impossibilité de marcher, etc., qui ont fait appeler le médecin. Jamais on a signalé une rétention d'urine ayant provoqué une rétroversion.

« La vessie en se remplissant de liquide, dit Tarnier, repousse le fond de l'utérus en arrière et en bas. » Mais pourquoi la vessie se remplit-elle ainsi? Pourquoi la femme n'urine-t-elle pas? C'est qu'il est une cause de rétention, et cette cause n'est autre qu'une rétroversion déjà existante, comme nous avons dit plus haut.

La rétroversion entraîne forcément la rétention. Le col utérin se trouve fortement accolé contre le pubis ou caché derrière la symphyse dans les cas de rétroversion du second degré et l'urèthre se trouve comprimé ou attiré et allongé, comme nous le verrons plus loin en étudiant le mécanisme de la rétention, de telle sorte que l'urine ne peut plus passer librement par ce canal. Elle coule alors goutte à goutte, ou bien elle s'arrête tout à fait. L'accumulation de l'urine dans la vessie se fait peu à peu jusqu'à ce que ce viscère arrive à une distention énorme, lui permettant de contenir jusqu'à 6 à 8 litres et plus, d'après quelques auteurs allemands.

Voilà donc la rétention d'urine établie et ses conséquences plus ou moins graves ne tarderont pas à survenir.

Mais c'est seulement ici, c'est-à-dire depuis le moment où la rétention est établie, que commence son influence sur la rétroversion. Nous avons déjà parlé et nous y reviendrons plus tard, du redressement spontané de l'utérus rétrodévié.

Si un utérus en train de se redresser rencontre sur son chemin une vessie distendue qui pèse sur lui de tout son poids, on comprend que l'utérus soit arrêté dans son redressement, ou même obligé de basculer encore plus en arrière.

Plus la rétroversion sera prononcée, plus la rétention sera complète; plus la vessie sera distendue par l'urine, plus elle obligera l'utérus à basculer en arrière, à s'engager dans la profondeur du petit bassin, parce que nous verrons plus loin en étudiant l'accident de la rétention, la vessie même peut aussi basculer dans le petit bassin et produire ainsi une sorte de compression permanente sur l'utérus.

C'est une sorte de cercle vicieux, dont ni l'utérus ni la vessie ne peuvent sortir sans un secours venu de l'extérieur.

Les faits rapportés par beaucoup d'auteurs, et établissant qu'après avoir sondé la femme l'utérus se remet à sa place normale sans aucune intervention, prouvant que la rétention est la cause et non la conséquence de la rétroversion, confirment bien notre manière de voir. Si la cause qui empêche l'utérus de se relever vient à disparaître, si la vessie vidée n'exerce plus de pression sur lui, l'utérus se remet librement à sa place.

e) *Adhérences utérines*

Tous les auteurs, depuis Amussat, considèrent que les adhérences que contracte l'utérus avec le rectum, au cours d'une métrite ou d'une péritonite, sont très fréquentes et qu'elles sont la cause de la rétroversion. Bernutz a considéré les adhérences comme cause de l'enclavement de l'utérus rétrodévié. Pinard et Varnier, dans leur remarquable étude sur cette question, ont démontré que ces deux opinions ne sont pas exactes et ne correspondent pas au faits.

Nous allons reproduire quelques lignes de leur travail.

Les cas d'adhérences utéro-rectales observés sont peu nombreux, ainsi que l'ont déjà constaté beaucoup d'auteurs (Salmon, Caillet, etc.) C'est ce qui fait douter de leur existence. Dans 6 observations qui ont été publiées par Bernutz, 2 seulement ont montré l'existence des adhérences.

Pinard et Varnier concluent alors :

1° « Que, contrairement à l'opinion d'Amussat, les adhérences qui s'établissent entre le fond de l'utérus et le rectum, à la suite d'une métro-péritonite, ne paraissent pas être très fréquemment une cause de la rétroversion de l'utérus gravide.

2° « Contrairement à l'opinion de Bernutz, les adhérences suite de métro-péritonites ne paraissent pas être très fréquemment la cause de l'enclavement irréductible ».

Ils apportent les opinions de Tarnier, Barnes et d'autres qui supposent que lorsque la grossesse surprend un utérus ainsi fixé en rétroversion, les adhérences tendent à se ramollir, à s'atrophier et à se résorber pour laisser l'utérus reprendre sa direction normale.

Mais, si de pareilles modifications se produisent dans la région utérine, au niveau des adhérences qui unissent l'utérus avec les organes voisins, les mêmes modifications ne se produisent pas au niveau de celles qui unissent les différents organes abdominaux situés hors de l'influence utérine et de son système de vascularisation.

Les péritonites ou autres maladies inflammatoires qui ont atteint autrefois les organes abdominaux peuvent avoir laissé des adhérences qui unissent les anses intestinales avec le péritoine, avec la vessie ou même avec le squelette du bassin. Ces adhérences ne sont jamais influencées par la grossesse, ne se ramollissent pas et ne se résorbent pas. Et, si un utérus en rétroflexion ou en rétroversion du premier degré se trouve en présence de telles adhérences, il est condamné à rester dans son état pathologique, jusqu'à ce qu'on intervienne pour le délivrer, car les adhérences lui forment

une sorte de couvercle, de coupole au-dessus du détroit supérieur, couvercle formé de tissu solide que l'utérus seul
ne sera pas de force à déchirer.

Et Pinard et Varnier concluent :

1) « Les adhérences anciennes utéro-rectales ou utéro-
pelviennes sont rarement la cause de la rétroversion de l'utérus gravide et de son enclavement. La fréquence de ces adhérences a été exagérée et, lorsqu'elles existent, la grossesse
détermine dans leur structure des modifications leur permettant de devenir extensibles.

2) « Les adhérences anciennes vésico-intestinales ou vésico-
intestino-pelviennes, toutes celles en un mot qui clôturent
l'aire du détroit supérieur, peuvent s'opposer et s'opposent,
comme nos observations le prouvent au mouvement d'ascension de l'utérus et produisent la rétroversion et l'enclavement. Les modifications imprimées par la grossesse à tous
les tissus qui sont en rapport de continuité avec l'utérus
retentissent trop peu sur ces adhérences extra-utérines pour
produire leur extensibilité. »

Les observations plus récentes, dans lesquelles l'intervention chirurgicale a été faite, confirment l'opinion de Pinard
et Varnier. Dans nos observations nous n'avons pas d'intervention chirurgicale. Mais l'observation rapportée par
Winckel nous montre que les adhérences sont assez rares en
général et surtout les adhérences utéro-rectales. Marchener
a pratiqué 2 laparotomies; dans un cas il a été obligé de
déchirer les adhérences.

Jacobes (Belgique) est intervenu onze fois et quatre fois
seulement il a trouvé des adhérences qu'il a déchirées avec
la main ou avec un instrument.

Dans d'autres cas de laparotomie rapportés par Winckel on en trouve seulement deux avec des adhérences. D'après cet auteur, il n'existe pas d'adhérences de l'utérus avec des autres organes. L'utérus est toujours libre. Les adhérences existent plutôt entre les autres viscères abdominaux au-dessus de l'utérus. Ces adhérences ne sont pas la cause de l'enclavement, mais sa conséquence.

D. L. Robert rapporte une observation d'une rétroversion de cinq mois, avec enclavement et rétention d'urine. La femme est morte de la gangrène vésicale. A l'autopsie, on n'a pas trouvé d'adhérences utérines.

M. Schuhl, dans une observation (*Revue Médicale de l'Est*) sur une rétroversion avec incarcération, nous dit que la tentative de réduction a été faite, sans succès, trois fois à intervalles éloignés et que ce n'est qu'une quatrième fois qu'elle a réussi. La première fois, la femme en était à sa première grossesse; la deuxième fois six semaines après un avortement; la troisième, au début du quatrième mois. Ce n'est que huit jours après cette dernière tentative, quand l'utérus était déjà d'un volume considérable pour déterminer une rétention d'urine, que cet organe a pu être réduit.

Et M. Schuhl demande : « Comment peut-on expliquer ces faits? Les résultats fournis par les deux premiers examens permettent de répondre à cette question : l'utérus était adhérent et ce sont ces adhérences qui ont empêché de modifier la direction de la matrice. Sous l'influence de la grossesse, ces adhérences ont subi des modifications, et ce sont ces modifications qui ont facilité la réduction pendant le quatrième mois. Si huit jours auparavant, les manœuvres

employées pour corriger le déplacement n'ont pas réussi,
c'est qu'alors le ramollissement n'était probablement pas
assez considérable pour permettre de modifier la direction
de l'utérus. »

B) Rétroversion a Forme brusque

Cette forme est presque toujours d'origine traumatique,
et provient des coups portés sur le ventre, d'un choc, d'une
chute. Un cas de rétroversion produite après une chute
est cité dans notre observation XI, où la femme était tombée de sa hauteur et est restée une heure sans connaissance.
Depuis ce moment. elle accusait dans le bas-ventre des douleurs qui ont persisté pendant toute la grossesse.

Mais, plus souvent encore, sont incriminés différents
efforts comme celui de la défécation, les vomissements, la
toux ou un effort fait pour porter ou soulever un fardeau
quelconque. Nous avons deux observations où un effort
brusque est la cause unique de la rétroversion (observations
XII et XIII) : la femme a voulu soulever un fardeau et aussitôt elle a commencé à perdre du liquide rosé ; le lendemain
sont survenues des douleurs, des coliques abdominales et
une hémorragie abondante. Le médecin appelé reconnut
l'existence de la rétroversion de l'utérus gravide.

Dans le second cas, c'est en soulevant un sac de pommes
de terre qu'une femme a commencé à souffrir ventre et du
bientôt tous les symptômes de la rétroversion sont apparus,
rétroversion qu'on a d'ailleurs constatée quelques jours
après à la Maternité. L'observation IV nous montre un cas
où la rétroversion réduite s'est produite de nouveau à l'occasion du travail que la femme avait repris tout de suite après
la première réduction.

Si, par hasard, la vessie est pleine au moment d'un pareil effort, elle transmettra la pression abdominale sur l'utérus et pourra provoquer une rétroversion.

C'est justement dans de pareils cas que la distention de la vessie peut être incriminée avec raison dans la production de la rétroversion de l'utérus gravide.

Quelques auteurs donnent la frayeur comme cause de rétroversion brusque. Notre observation VII peut confirmer cette opinion. La femme était enceinte d'un mois. Elle avait eu une frayeur et depuis elle sentait des douleurs dans les reins et dans le ventre, marchait difficilement. Bientôt étaient apparues la constipation et des mictions fréquentes, signes assez nets de la rétroversion.

Ce sont les femmes du peuple exposées aux durs travaux qui souffrent le plus souvent de la rétroversion brusque; tandis que les femmes du monde ont des rétroversions à forme lente.

CHAPITRE III

Symptômes et Marche clinique

Avant de commencer l'étude de ce chapitre, nous devons faire une distinction entre les différentes formes de la rétroversion.

Si, dans beaucoup de cas, nous voyons en effet survenir différentes complications, comme la rétention d'urine, la gangrène, la péritonite, qui aboutissent à la mort, nous trouvons encore beaucoup plus de cas où la rétroversion passe inaperçue ou ne s'accuse que par quelques petits symptômes insignifiants qui disparaissent avec la réposition de l'utérus.

Si la rétroversion du second degré est souvent accompagnée d'accidents plus ou moins graves, la rétroversion du premier degré peut être une maladie bénigne qui disparaît souvent sans aucune intervention.

Il nous faut donc, d'après la marche clinique, distinguer la rétroversion en deux catégories différentes :

a) **Rétroversion sans complications**
Rétroversion incident

b) **Rétroversion avec complications**
Rétroversion accident

Il nous est impossible d'établir une statistique quelconque montrant un rapport de fréquence entre les deux formes de la rétroversion, mais nous pouvons dire avec beaucoup d'auteurs : Bumme, Winckel, Thorn, Duhrssen, Chroback, etc., que les cas les plus nombreux sont ceux où la rétroversion n'amène aucun accident.

Dans nos observations nous trouvons sept cas de rétroversion avec complications plus ou moins graves ; trois cas d'avortement et quatre cas de complications urinaires.

Sur les treize observations publiées par Mlle Raichetein, dans sa thèse, nous trouvons deux cas seulement avec accidents ; sur onze observations publiées par Hardouin nous en trouvons six suivis de complications. La plupart des observations publiées une par une dans la presse médicale française ou étrangère se rapportent à des cas non compliqués d'accidents.

Nous allons étudier maintenant, chaque forme prise à part, les symptômes et la marche clinique.

La période de début ne diffère pas essentiellement dans les deux formes.

Nous avons vu dans le chapitre de « l'Etiologie » que la rétroversion peut s'installer de deux façons : insidieusement ou brusquement. Or dans ces deux cas les symptômes sont différents. Dans la forme lente nous avons une période prodromique au cours de laquelle les symptômes s'installent progressivement, tandis que, dans la forme brusque, la période prodromique manque et la maladie se manifeste tout d'un coup par des signes aigus. Mais, aussitôt que la maladie s'est déclarée, les caractères différentiels disparaissent et la période d'état, la marche clinique sont superposables dans les deux formes.

Nous étudierons donc à part la période d'invasion et la période d'état.

Forme lente

1º Période prodromique

La femme éprouve quelques douleurs dans le bas-ventre, une sensation de gêne du côté de l'hypogastre, des tiraillements dans les aines et la région lombaire, de la pesanteur dans le petit bassin. La malade ne peut se tenir debout sans fatigue tandis que le décubitus horizontal la soulage. Au cours du développement de l'utérus, ces symptômes s'accentuent, s'accompagnent de phénomènes de rétention d'urine et de matières fécales; la femme a de la pollakyurie, de la dysurie. On peut constater une impossibilité totale, mais passagère, d'uriner. La compression veineuse peut produire des varices des membres inférieurs et de la vulve. D'après Chroback on a observé l'épistaxis et la salivation exagérée qui ont pu être attribuées à la rétroversion, la réduction de l'utérus les ayant fait disparaître.

Si on examine une femme atteinte de rétroversion à cette période, on trouve, par le toucher combiné au palper, un utérus dont le corps est renversé en arrière et le col remonté derrière la symphyse pubienne. Le corps occupe le cul-de-sac postérieur; il est augmenté de volume, mobile, s'il n'existe pas d'adhérences; « il se dérobe avec la plus grande facilité devant le doigt qui touche; il se laisse facilement remettre en situation normale, réparer, comme on dit; il lui arrive même d'obéir à des impulsions qui n'ont rien de méthodique et de regagner ainsi sa place habituelle, sans y être consciencieusement dirigé par la main opérante » (Fruhinzholz). Les signes que nous venons d'indiquer ne sont pas toujours réunis. Il arrive souvent que quelques symptômes manquent ou restent frustes; dans d'autres cas au contraire les symptômes sont très accusés. Chez les malades de nos observations, ce sont les douleurs très fortes, les tiraillements dans les aines, la pesanteur gênant la marche, qui ont attiré l'attention de la malade. Dans quelques cas, c'est l'hémorragie qui a ouvert la scène.

Forme brusque

Comme nous l'avons dit, dans cette forme, tous les signes prodromiques manquent. La rétroversion s'installe brusquement. Après un effort quelconque, la femme éprouve une sensation brusque de déplacement d'un organe dans le bas-ventre, accompagnée d'une vive douleur et quelquefois d'une sorte de craquement.

Les malades qui font le sujet de nos observations de rétroversion brusque ont éprouvé différentes sensations au moment de l'accident. La malade de l'observation XIII, en soulevant un sac de pommes de terre, a ressenti des douleurs dans les reins, mais ne semble pas avoir perçu un déplacement d'organe. Cette dernière sensation n'est survenue que quelques jours après, en descendant de son lit, accompagnée de fortes douleurs. Les femmes des observations VII et XI ont éprouvé des douleurs dans les reins et l'abdomen, et de la difficulté de marcher, tandis que la femme de l'observation XII n'a éprouvé aucune douleur; ce n'est que le lendemain qu'elle a commencé à souffrir de coliques abdominales.

2° Période d'état

A) *Rétroversion incident*

Dans cette forme, la période d'état ne se distingue pas beaucoup de la période de début. La rétroversion n'est constatée qu'incidemment, à l'occasion d'un toucher par exemple.

Les symptômes restent d'abord stationnaires un certain temps, puis ils peuvent évoluer dans deux sens différents : ou vers le redressement spontané ou vers l'enclavement.

Comme nous l'avons déjà fait remarquer, c'est vers le redressement spontané qu'évolue la plupart des cas.

« En règle générale, quand une grossesse vient s'établir dans une matrice, chez une femme multipare, tout se passe comme si de rien n'était : l'utérus, sous l'influence d'une sorte d'érection amenée par son état de turgescence, se redresse spontanément et progressivement de telle manière que vers trois mois et demi son fond a pris sa place normale entre le pubis et l'ombilic » (Fruhinzholz).

Dans les premières semaines de la gestation, l'utérus n'est pas gêné dans son développement, mais, vers le troisième mois, quand son volume devient assez considérable, la paroi postérieure n'a plus la même liberté de se développer que la paroi antérieure ; celle-ci continue à évoluer sort du petit bassin et attire avec elle la paroi postérieure, de sorte que, peu de temps après, se fait le redressement. L'utérus se développe dans le sens où il trouve le moins de résistance.

Pour expliquer le mécanisme intime de ce redressement on a invoqué différentes causes. Lehmann attribue une influence primordiale aux ligaments ronds. Chroback, Duhrssen et d'autres supposent que les ligaments ronds ne peuvent jouer un grand rôle et que ce sont les contractions musculaires qui amènent le redressement.

Nous croyons aussi que c'est la contractilité utérine qui intervient. Car d'une part, si, même d'après Lehmann, les ligaments ronds, à la fin de la gestation, deviennent de fortes et puissantes cordes musculaires, dans les premiers mois de la grossesse, ils se ramollissent et restent très faibles et par conséquent incapables de produire une action quelconque sur l'utérus. D'autre part, si les ligaments n'ont pu remplir leur fonction physiologique, qui est de soutenir l'utérus dans sa position normale et si, pour cette raison, l'utérus a pu se renverser en arrière, à plus forte raison on ne peut guère les supposer capables de provoquer le redressement, ce qui demande une certaine force.

Chroback explique l'action musculaire de la manière suivante : Dans les cas de rétroflexion surtout, le col se trouve placé derrière la symphyse pubienne ; la paroi antérieure de l'utérus est longue et tendue, sa paroi postérieure est plus courte et plus épaisse. Si des contractions se produisent, provoquées par une cause quelconque (toucher, cathétérisme, défécation, etc.) ou même sans cause connue, l'utérus cherchant à reprendre sa forme normale, sa paroi antérieure tendue cherche alors à se raccourcir et le fond se rapproche du col. Consécutivement, celui-ci devrait se déplacer vers le haut, mais il est collé contre la symphyse qui l'en empêche. Il devient alors une sorte de point fixe vers lequel le corps utérin, en suivant les contractions musculaires de la paroi antérieure, s'élève pour rentrer dans le grand bassin.

Cette sortie du petit bassin se fait d'autant plus facilement que le promontoir est moins saillant et qu'il n'existe pas d'obstacles tels qu'adhérences vésicales ou autres. C'est seulement d'après Chroback, au moment où l'utérus est sorti du petit bassin que les ligaments entrent en jeu. Une fois l'utérus redressé, ceux-ci se contractent et amènent le col en rétroposition et en même temps le corps en antéversion.

Il peut aussi arriver qu'au cours du redressement un obstacle quelconque empêche la paroi postérieure de suivre les contractions de la paroi antérieure et de sortir du petit bassin. Il s'en suit que la paroi postérieure est arrêtée dans son développement, tandis que la paroi antérieure continue à évoluer.

Celle-ci se détend, devient plus ample, et le fœtus s'y creuse une sorte d'excavation où il peut se loger de telle façon que la grossesse peut évoluer normalement jusqu'au septième mois. On a même observé des cas où la grossesse est arrivée au terme.

Il se passe alors ce qu'on appelle le *redressement partiel* ou *développement sacciforme de la paroi antérieure*.

M. le Professeur Herrgott insiste beaucoup sur cette dernière forme de redressement spontané.

Mais si le redressement spontané ne se fait pas, et que l'utérus continue tout de même à se développer dans la position défectueuse que lui communique la rétroversion, il se produit alors l'enclavement, avec toutes ses graves conséquences que nous allons étudier au paragraphe suivant.

B) RÉTROVERSION AVEC COMPLICATIONS
Rétroversion accident

L'utérus par son enclavement produit des phénomènes de

compression sur tous les organes qui se trouvent placés dans le petit bassin.

On peut observer ainsi la rétention des matiéres fécales, l'occlusion intestinale, des douleurs dans différentes régions. Mais, le phénomène le plus grave qui puisse résulter de l'enclavement c'est la rétention d'urine. Et c'est avec juste raison que MM. Pinard et Varnier ont dit que dans cette maladie l'utérus n'est rien, la vessie est tout.

a) *Syndrome urinaire*

Il apparaît à une époque variable, entre le troisième ou quatrièmemois de la gestation généralement, et il peut être de gravités très différentes. Il varie depuis la cystite simple et passagère jusqu'à la gangrène de la vessie, toujours mortelle. Dans notre observation VII, nous avons déjà des phénomènes urinaires dans le premier mois de la grossesse, ce qui est rare, la rétroversion elle-même étant rare dans une grossesse si peu avancée.

Dans les cas de rétention incomplète, la femme a des envies fréquentes d'uriner ; elle fait des efforts et l'urine s'écoule par régorgement. Mais la vessie ne se vide pas ou se vide très incomplètement. Tantôt il y a dysurie ; l'urine s'écoule goutte à goutte, et les femmes se plaignent très souvent d'incontinence alors que la vessie est pleine. C'est l'*uschuria paradoxa* des auteurs allemands.

« Il faut bien connaître les faits, pour ne pas se laisser tromper par de faux renseignements, d'ailleurs donnés de bonne foi ».

Quand la rétention est complète, l'urine ne s'écoule plus. La femme ressent de fortes souffrances ; elle veut vider sa vessie, fait les efforts les plus violents, mais ils restent sans effet. Cependant, de temps en temps, par régorgement, l'urine s'échappe de l'urèthre sans aucun effort de la part de la femme, consécutivement à la trop grande détention de la vessie.

Dans le cas de nos malades, nous observons à peu près les mêmes phénomènes. Dans l'observation II, nous trouvons que la femme a commencé par avoir des difficultés d'uriner, puis les envies sont devenues fréquentes, accompagnées de douleurs, et enfin, huit jours après les premiers phénomènes urinaires, l'urine s'écoule goutte à goutte d'une façon continue.

Dans l'observation III, la femme, au commencement, a aussi des mictions difficiles, un besoin d'uriner très fréquent, mais ce n'est qu'à un écoulement de quelques gouttes que peuvent aboutir ses violents efforts.

La malade de l'observation I, a eu une rétention d'urine brusque et complète, accompagnée de vives douleurs, sans avoir eu aucun trouble du côté de la vessie, les jours précédents.

La vessie peut atteindre un volume énorme, très souvent elle remonte jusqu'à l'ombilic, et parfois peut même le dépasser. C'est le cas de la malade de l'observation II, chez laquelle la vessie dépasse l'ombilic de deux doigts.

Seytre, dans sa thèse, admet même que la vessie peut se renverser en arrière et former des poches remplies d'urine, par suite de la détention trop grande et des adhérences qui l'unissent intimement à l'utérus. Trillet, dans un article publié dans les *Annales de Gynécologie* conteste cette opinion de Seytre, en disant que les signes apportés par ce dernier, pour diagnostiquer le renversement de la vessie, ne sont pas suffisants, et que tous ces signes tels que la fluctuation, disparition de la tumeur après le cathétérisme peuvent être fournis par l'utérus lui-même. Sans entrer dans les détails de cette question, nous voulons seulement dire que dans les observations que nous publions et dans les observatious qui ont été déjà publiées dans d'autres thèses, nous ne trouvons pas de cas analogues à ceux décrits par Seytre.

La détention vésicale persiste pendant quelques jours sans modifications. L'urine demeure claire, sans altérations et sans odeur. Mais vers le 5e ou 6e jour, si la vessie n'était pas malade, avant la rétention ou vers le 2e ou 3e jour, si l'état de la vessie est déjà altéré, d'après Krugenberg, l'urine devient trouble et fétide, commence à subir la décomposition ammoniacale et quelquefois devient mucco-purulente.

C'est la cystite, avec tous ses symptômes, qui apparaît, et, si on n'intervient pas à ce moment, la gangrène vésicale avec toutes ses conséquences graves, ne tardera pas à s'installer. Bientôt l'urine devient sanguinolente et on y voit nager des fibres de lambeaux entiers de la muqueuse vésicale, expulsés par l'urèthre, comme dans l'observation I, où la muqueuse vésicale a été expulsée, tout entière et d'un seul coup, enroulée sur elle-même.

Quelquefois, on trouve la couche musculaire expulsée en même temps que la muqueuse. On cite même des cas où la séreuse a été trouvée projetée hors de l'urèthre avec la muqueuse et la musculeuse.

Une fois la vessie perforée, l'urine altérée et septique se répand dans le péritoine ; une péritonite aiguë éclate, et emporte la malade dans un temps très court.

Même, s'il n'y a pas de perforation de la vessie, les signes d'intoxication urinaire se montrent avec toute leur gravité : fièvre intense, accompagnée de frissons violents et de vomissements; état saburral de la bouche, sécheresse de la langue, soif vive, prostration : tous ces symptômes montrent qu'il y a une résorption de l'urine. La mort peut survenir dans ces cas, par intoxication urémique, consécutive à l'infection. Dans le cas de la gangrène de notre observation I que nous avons cité plus haut, tous ces symptômes font absolument défaut. La femme n'a éprouvé ni frissons ni vomissements, ni sécheresse de la langue, ni soif vive, signes très communs dans le syndrome urinaire. Ce qui est à noter chez cette malade, c'est que jamais sa température n'a dépassé 37°2, 37°5. Elle a fait une gangrène vésicale apyrétique pour ainsi dire. C'est un fait qui se voit parfois dans les processus gangréneux et presque toujours dans certaines infections comme celles produites par le colibacille.

On a beaucoup discuté sur les causes de la rétention, ainsi que sur la cause de la gangrène. Varnier explique le fait de la rétention par la simple compression de l'urèthre par le col utérin. D'autres ont invoqué certaines causes, telles que l'allongement de l'urèthre, l'œdème du col vésical et enfin la compression directe de la vessie elle-même par le col utérin qui vient former clapet sur sa paroi postérieure.

Il semble qu'aucun de ces faits ne suffit à lui seul pour expliquer la rétention.

Dans tous les cas, M. Trillat, dans son article déjà cité, rejette absolument l'hypothèse de compression, parce que le col utérin se trouve trop éloigné de la symphyse pour pouvoir la produire.

Si cette opinion est vraie pour la rétroversion du second degré, où le col se trouve au-dessus de la symphyse, il n'en est pas de même pour la rétroflexion surtout, dans laquelle le col se trouve pressé contre la symphyse et peut très facilement produire une compression assez forte sur l'urèthre pour occasionner une rétention. Notre opinion est confirmée par l'observation I où il s'agit d'une rétroflexion prononcée : le col, au lieu de s'élever derrière la symphyse, comme d'habitude, était resté abaissé au point d'être facilement visible par l'orifice vulvaire.

La formation d'un clapet expliquant le mécanisme de la rétention, comme le veut Trillat dans ce cas, n'est pas du tout plausible, car le col était situé trop bas pour pouvoir atteindre la paroi postérieure de la vessie. Ce n'est que par la compression directe de l'urèthre entre la symphyse d'une part et le col utérin de l'autre que nous pouvons expliquer cette rétention.

M. Trillat conteste aussi le fait de rétention provoqué par l'allongement de l'urèthre. Par une expérience assez claire, il montre que la lumière du canal ne peut être effacée même après un allongement de 7 à 8 centimètres, allongement qui ne peut jamais être atteint dans la rétroversion utérine. Il invoque alors la théorie de Polosson d'après laquelle le col utérin vient faire clapet sur la paroi postérieure de la vessie.

Mais, si l'allongement ne réduit pas le canal uréthral jusqu'à l'obturation complète, le clapet formé par le col ne suffirait pas non plus à produire la rétention, car nous voyons que, dans les différentes tumeurs utérines du corps ou du col qui pourraient former clapet sur la vessie, la rétention d'urine s'observe assez rarement. Nous croyons que les faits d'allongement et de clapet interviennent ensemble pour produire la rétention. Le col utérin, en se renversant en haut, attire avec lui la paroi antérieure du vagin. L'urèthre par ce fait est fortement étiré et aplati. La lumière de son canal est diminuée au minimum. En même temps le col, en s'appuyant contre la paroi postérieure de la vessie, forme une saillie, une sorte de protubérance volumineuse qui oblitère tout à fait l'orifice de sortie de l'urine.

Pour expliquer la cause de la gangrène on a invoqué également différents faits.

D'après quelques auteurs, la pression du col sur l'urèthre joue encore ici le principal rôle. Pinard et Varnier combattent cette théorie de la compression, car si celle-ci était en cause on devrait voir la gangrène commencer toujours au niveau du point comprimé. Or, on voit très souvent les plaques de sphacèle apparaître bien loin de ce point. On trouve même parfois de la gangrène diffuse. Ils rejettent aussi l'opinion qui veut que les membranes expulsées soient de fausses membranes, en se basant sur deux observations où les examens microscopiques ont démontré qu'il s'agit bien de membranes de muqueuse vésicale, parfois accompagnée de la musculeuse et même de la séreuse. A l'appui de cette opinion, nous pouvons apporter l'observation I où l'examen histologique de membranes expulsées a été fait au laboratoire d'anatomie pathologique. L'examen microscopique a démontré qu'il s'agit bien ici d'une membrane organisée, à peu près entièrement nécrosée, et non pas de fausses membranes. Autant qu'on a pu en juger par l'examen, elle était constituée par une couche superficielle granuleuse occupant la place de la couche épithéliale qui avait entièrement disparu. Le restant de la membrane était formé par le chorion de la muqueuse et par la sous-muqueuse. On trouve çà et là la coupe de quelques vaisseaux encore reconnaissables.

D'après l'opinion de Pinard et Varnier, la grangrène provient de la compression des vaisseaux qui irriguent la vessie, les territoires ischémiés variant avec les points de contacts différents que la paroi vésicale peut prendre avec les os du bassin.

Un fait qu'ils donnent à l'appui de leur théorie, c'est que chez les hommes une cystite n'est presque jamais suivie de gangrène, tandis que chez les femmes la cystite est très souvent accompagnée de gangrène dans les cas de rétroversion utérine ou d'un accouchement laborieux. L'explication de ce fait réside en ce que la cystite chez les hommes ne s'accompagne pas de compressions vasculaires; chez les femmes, au contraire, dans le cas de rétroversion, il se produit une compression de vaisseaux par l'utérus rétrodévié et enclavé; dans le cas d'accouchement laborieux par la tête fœtale qui reste longtemps au détroit inférieur·

« Toutes les artères ou leurs troncs d'origine sont obligés de passer entre la tumeur et la paroi osseuse. Il en résulte un ralentissement suffisant du débit artériel pour que, sous l'influence d'une cystite même peu intense, se produise la gangrène partielle ou totale de la paroi vésicale ischémiée ».

Winckel, Chroback, Duhrssen sont aussi d'avis que la compression des vaisseaux est la principale cause de gangrène. Mais, après eux, c'est la compression de veines plutôt que celles des artères qu'il faut incriminer. La compression toujours croissante par l'utérus enclavé empêche plutôt la circulation du retour que l'arrivée du sang par les

artères, moins facilement déprimables. Consécutivement
à cette stase veineuse la muqueuse vésicale se nécrose.

Duhrssen accuse encore le colibacille d'être la cause
de la gangrène. Il découvre la voie de l'infection dans les
adhérences qui se forment bien souvent entre la vessie et
l'intestin : les colibacilles peuvent très facilement traverser
la cloison qui les sépare de la vessie et l'envahir.

Kubinyi, sans rejeter la théorie de la stagnation veineuse,
admet en outre que, par suite de la distension vésicale, il
peut se produire par déchirure vasculaire une hémorragie
sous la muqueuse vésicale qui provoque la gangrène de
celle-ci.

Nous voulons encore invoquer une autre cause de la
gangrène, c'est l'infection provenant du dehors. A l'état
normal la vulve et l'urèthre possèdent une riche flore
microbienne et toute infection de voies urinaires chez la
femme se fait par propagation directe. D'autre part, l'urine,
en séjournant dans la vessie, s'altère, fermente et par conséquent devient un milieu très favorable à la pullulation microbienne. Si, dans son état normal la muqueuse vésicale se
défend énergiquement contre l'invasion microbienne, sous
l'influence du contact avec une urine fermentée ammoniacale, cette muqueuse s'altère et ne réagit pas. Si le cathétérisme est pratiqué, même avec des précautions antiseptiques, il est impossible à notre avis que quelques microbes
ne soient pas introduits dans la vessie, surtout quand on
pratique le cathétérisme avec une sonde d'homme qui doit
traverser dans ces cas un chemin assez long à cause de
l'allongement de l'urèthre, comme nous avons vu plus
haut. Le cathétérisme, d'ailleurs, se pratique souvent ici

non pas une seule fois mais trois ou quatre fois par jour
pendant quelque temps, une semaine et même plus. Disons
aussi que les précautions antiseptiques ne sont pas prises
partout avec une rigueur absolue, et l'infection peut se
produire assez facilement. Nous avons observé des cas où
le simple changement d'une sonde à demeure dans une
vessie malade a pu donner des accidents assez sérieux pendant quelques jours. Le fait que les vieux urinaires, qui
sont obligés de se sonder souvent aboutissent à la gangrène de la vessie, est connu depuis longtemps. Une fois
dans la vessie les microbes y trouvent un terrain de culture
très favorable. La vessie ne pouvant plus se défendre
contre leur violence la gangrène ne tarde pas à se déclarer.

b) Rétention des matières fécales

Après la rétention de l'urine, la rétention des matières
fécales, beaucoup moins fréquente que la précédente, est
une des complications les plus graves. La constipation
s'installe petit à petit, surtout dans les formes lentes. Elle
peut aller jusqu'à la constipation absolue, contre laquelle ni
lavements ni purgatifs n'ont d'effet. Dans la forme brusque, la constipation survient peu de temps après l'accident. La femme a de fréquentes envies d'aller à la selle,
mais ses efforts restent bien souvent sans résultats. Le
ténesme rectal augmente et la malade éprouve de vives
souffrances. C'est ce que nous voyons dans nos observations III et VII. Dans d'autres observations nous trouvons seulement une légère constipation. Dans l'observation I nous voyons que le rectum n'était pas influencé du
tout par la rétroversion et fonctionnait normalement. Les

auteurs décrivent des symptômes plus graves encore qui peuvent accompagner quelques fois la rétention des matières, tels que la fièvre, l'accélération du pouls, l'insomnie. D'après les mêmes auteurs, il peut arriver un moment où la tumeur utérine comprime complétement le rectum, l'anus est entr'ouvert, congestionné et entouré d'un bourrelet hémorroïdal. Les matières ne passent pas du tout et alors les signes de l'occlusion intestinale apparaissent : vomissements fécaloïdes, refroidissement des extrémités, phénomènes péritonéaux. La mort peut survenir dans le collapsus. Dans aucune de nos observations, nous ne pouvons montrer une coprostase aussi absolue.

Vinay apporte une observation d'une malade qui présentait des phénomènes d'obstruction caractérisés par de la constipation, des vomissements et des symptômes péritonéaux. A l'autopsie, on constata une septicémie colibacillaire. La plaie utérine était particulièrement infectée par cet organisme.

Treube a observé aussi un cas où une femme, ayant l'utérus rétroversé et enclavé, présentait des signes de péritonite aiguë. Elle souffrit durant cinq jours de constipation opiniâtre, puis elle fut prise de vomissements qui durèrent 36 heures. On procéda à la réduction de l'utérus. La femme mourut deux heures après. A l'autopsie, on trouva de la gangrène du côlon, fortement comprimé par l'utérus rétroversé. Cette gangrène était la cause de la péritonite.

Heureusement ces graves complications sont assez rares.

Treube signale seulement 1 cas de mort par gangrène sur 51 cas de mort occasionnés par l'utérus rétroversé.

c) *Phénomènes douloureux*

Dans les cas de rétroversion complète, la femme est prise de temps en temps de douleurs vives semblables à celles de l'accouchement. La femme fait quelquefois des efforts violents comme pour expulser son utérus elle-même, ainsi que nous en avons un exemple dans l'observation 13. La femme avait de fortes douleurs; elle poussait violemment comme pour expulser son utérus. Dans d'autres cas nous voyons seulement que les douleurs assez vives apparaissent de temps à autre, sans envie de pousser.

Dans cette même observation nous trouvons encore un fait assez remarquable : le fond de l'utérus, par suite des efforts expulsifs était à la vulve, qu'il entrebaillait. On a cité des cas exceptionnels où, consécutivement aux efforts d'expulsions, l'utérus est venu faire saillie à la vulve, et d'autres cas où la paroi postérieure du vagin s'est déchirée jusqu'au périnée.

Nous avons signalé les douleurs qu'éprouve la femme dans les formes lentes et brusques de rétroversion : tiraillements dans les aines et les lombes, douleurs vives dans le bas-ventre et sensation de pesanteur dans le petit bassin. Si on ajoute à ces sensations douloureuses le ténesme vésical et rectal, les douleurs éprouvées en urinant ou en allant à la selle, dans les cas de rétention d'urine ou de matières fécales, on comprendra bien les vives souffrances que peut avoir à supporter la malade dans la rétroversion utérine enclavée.

« Ces douleurs sont les résultats simples ou composés du ténesme causé par le déplacement et la compression de l'utérus, l'accumulation de matières fécales dans le rectum et la distention de la vessie » (Jacquemeier).

d) Avortement et Rétroversion

L'avortement peut être classé parmi les accidents de la rétroversion utérine avec l'enclavement, dite encore « rétroversion accident ».

L'avortement n'arrive souvent qu'après quelques-uns des accidents signalés par nous, quand ils prennent une intensité considérable; mais il peut être aussi la conséquence directe de l'enclavement. Celle-ci produit une congestion des vaisseaux utérins qui amènent des troubles dans la circulation placentaire; congestion, hémorragie des membranes et du placenta. L'enclavement peut encore provoquer l'avortement par l'intermédiaire des contractions utérines qu'il réveille. Enfin, les efforts que la femme fait pour aller à la selle et pour uriner, quand il y a rétention, peuvent provoquer l'avortement. « Dans certains cas l'avortement survient sans que nécessairement une amélioration s'en suive en raison des lésions irrémédiables qui peuvent être déjà produites : d'autres fois au contraire l'interruption de la grossesse surgit tempestivement et met fin à la série des accidents. »

On a voulu faire de l'avortement l'issue à peu près fatale de la rétroversion, et, pour beaucoup d'auteurs, qui dit rétroversion dit avortement. On a donné un pourcentage assez élevé d'avortements consécutifs à la rétroversion. Tarnier, Vinay, Schuhl apportent des statistiques. Martin, sur 41 rétroversions, a eu 15 avortements; May, sur 150 cas de rétroversion, compte 33 avortements; Horvitz, 37 avortements sur 52 cas; enfin, Charles de Liège a observé 47 avortements sur 138 malades. M. Schuhl apporte aussi l'opinion d'Olshausen et Philipps d'après lesquels « la rétroversion est l'origine la plus fréquente de l'avortement habituel. »

Nous croyons qu'avant d'accepter ces chiffres à la lettre, il faut faire une distinction entre les différentes formes de la rétrodéviation utérine et aussi entre les différentes formes cliniques que prend cette affection quand une grossesse survient. Il faut distinguer entre une rétroflexion et une rétroversion du premier degré d'une part et une rétroversion du second degré d'autre part. Les causes de l'avortement que nous avons décrites plus haut comme accident compliquant la rétroversion se rapportent bien au second degré où l'enclavement existe à peu près toujours. Si le simple fait qu'il existe une rétroflexion congénitale ou acquise peut être une cause d'avortement habituel, comment alors, peut-on expliquer les cas nombreux et indiscutables où, la grossesse s'étant greffée sur un utérus en déviation, non seulement celle-ci ne s'interrompt pas, mais au contraire corrige cette affection par redressement spontané et amène la grossesse à terme ?

La rétroversion du second degré elle-même ne semble pas donner l'avortement si on intervient à temps. Si on parvient à éviter l'incarcération, on prévient généralement les accidents.

D'après Duhrssen, la rétroversion du premier degré peut aboutir à l'incarcération, mais l'avortement ne survient pas.

Dans la statistique que nous avons apportée, les auteurs ne font pas de distinction entre les différentes formes de la rétroversion, et nous pouvons supposer que la plus grande partie de ces avortements sont survenus à la suite d'une rétroversion avec enclavement.

Mais nous pouvons invoquer encore un autre facteur pour expliquer les avortements qui se produisent dans le cours de la rétroflexion ou recto-version du premier degré, facteur à qui sans doute on peut attribuer un grand rôle dans cette issue accidentelle de la grossesse. Nous voulons parler de l'état de santé de l'appareil génital considéré dans son ensemble et surtout de l'utérus dans les cas de rétrodéviation. Une métrite chez une femme multipare est une chose tout à fait habituelle, conséquence de la multiparité même, et il nous semble que le nombre des métrites chez les multipares est plus grand que le nombre des rétroversions. Par contre, dans presque toutes les rétroversions, la métrite existe. Dans les cas de rétroflexion, ou version congénitale, la métrite accompagne à peu près toujours l'infirmité. D'autres fois, les organes génitaux ayant été reconnus sains, on peut constater des malformations utérines, un utérus mal développé, incapable de garder dans sa cavité le produit des conceptions jusqu'à terme.

Et, alors, dans tous ces cas où l'on observe des avortements soit en série soit isolément, on doit être bien embarrassé pour expliquer l'effet et préciser la part qui revient à des malformations ou à la muqueuse malade et la part qui revient à la rétrodéviation proprement dite.

Enfin, l'état général de la gestante joue ici un rôle au moins égal à celui de la déviation même. Il y a des femmes qui par leur état général ne sont pas capables d'amener une grossesse jusqu'à terme. Chez elles, s'il existe par surcroît une rétroflexion, c'est par pure coïncidence, elle n'est pour ainsi dire pour rien dans ces cas d'avortement. Dans la statistique déjà citée, les auteurs ne nous disent rien ni sur l'état général de leurs parturientes, ni sur l'état des organes génitaux, et nous sommes encore une fois autorisés à supposer que la plus grande partie de cette statistique de l'avortement porte sur la malformation utérine coexistant avec de la métrite.

« Le danger de l'avortement n'est pas si grand qu'on le pense, au moins dans les premières semaines de la grossesse. Ici encore l'endométrite, qui accompagne souvent la rétroflexion, joue le rôle le plus grand. » (Thorn).

Quand aux avortements qui se produisent après la réduction, nous pouvons les expliquer par le fait même de la réduction, par l'excitation qu'ont provoquée les manœuvres opératoires. Tarnier apporte la statistique de Charles de Liège qui, sur 88 cas de réduction a eu 2 cas d'avortement. Schuhl donne le cas de Martin, qui, sur 31 réductions, a eu 8 avortements. Nous croyons pouvoir expliquer ce fait par la simple intolérance de certains utérus qui ne supportent pas du tout ou supportent très mal une excitation quelconque.

Si, d'un côté, nous voyons des utérus qui supportent très bien différentes opérations, telles que l'énucluation des myomes, la laparotomie, ou des manœuvres de réduction répétées à différentes reprises dans les cas d'enclavement, ou encore des traumatismes, coups violents, et qui tout de même amènent leur grossesse à terme sans aucun accident ; — si, d'un autre côté, nous voyons des utérus qui entrent en contraction après une excitation insignifiante, qui ont des avortements provoqués par des causes banales telles que le coït, nous pouvons dire que, dans tous ces cas, nous avons à faire à une véritable *idiosyncrasie* utérine, si on peut s'expliquer ainsi. Il y a des utérus qui ne tolèrent pas une excitation même minime et qui entrent en contraction très vite. Il y en a d'autres au contraire où les contractions s'éveillent très lentement et qui tolèrent très bien toutes les manœuvres qu'on exerce sur eux. En résumé, il y a des utérus irritables qui, sans causes apparentes, avortent très facilement, sans qu'on puisse expliquer pourquoi; et si on découvre par hasard une rétroflexion, c'est alors une simple coïncidence et on ne doit pas l'incriminer nécessairement comme cause principale.

SIGNES PHYSIQUES

Tous les symptômes subjectifs ou fonctionnels que nous avons décrits ne suffisent pas encore pour affirmer une rétroversion utérine, et il faut passer en revue tous les signes physiques que peut présenter cette maladie.

a) Inspection.

Après avoir procédé à l'interrogatoire de la malade qui amène à l'idée d'une rétroversion, on procède à l'inspection. Le ventre a augmenté de volume et ce gonflement ne peut pas s'expliquer par l'âge de la grossesse. La peau est luisante, hypertendue. On peut trouver des vergétures récentes dues au ballonnement du ventre.

En regardant les organes génitaux extérieurs, on remarque que la vulve, les grandes et les petites lèvres sont tuméfiées, très souvent même œdématiées. Il n'est pas rare de remarquer un œdème de la paroi abdominale et des membres inférieurs. L'orifice anal est parfois entr'ouvert.

La muqueuse est tuméfiée, congestionnée et présente quelquefois des bourrelets hémorroïdaires.

b) Palpation.

A la palpation, on constate une tumeur molle, égale, régulière qui monte depuis le pubis jusqu'à l'ombilic et même au delà comme dans les observations II et III. La tumeur est fluctuante, mate à la percussion, et, si on presse sur elle, on provoque une envie d'uriner chez la femme. Cette tumeur n'est autre que la vessie remplie d'urine. C'est elle qui produit le ballonnement du ventre constaté à l'inspection. Si la rétention des matières fécales coexiste, l'intestin rempli de scybale vient encore augmenter la distention de la paroi abdominale. Au palper on constate alors des masses dures dans l'intestin surtout dans le côlon et l'S iliaque.

Si la rétention d'urine date de peu de jours et qu'elle n'ait pas encore altéré la tonicité des parois vésicales, ces dernières, sous l'influence de la palpation, se contractent et peuvent simuler un utérus. Mais il suffit de sonder la femme pour que tombent tous les doutes sur le caractère de cette tumeur. Une fois l'urine sortie de la vessie, celle-ci reprend son volume normal, la tumeur a disparu, la paroi abdominale n'est plus tendue et en la déprimant fortement, on peut sentir l'utérus.

Dans nos observations I et II, nous trouvons qu'après le cathétérisme on a pu sentir très nettement la vessie au-dessus du pubis, ce qui est dû à un épaississement assez considérable de sa paroi. Assez souvent, après le cathétérisme, on perçoit la paroi antérieure de l'utérus qui déborde le pubis de deux ou trois travers de doigt, comme nous le montre le cas des observations I et II. L'auscultation ne nous renseigne pas, car les battements fœtaux n'existent pas encore et ne sont pas accessibles vu la profondeur où se trouve l'utérus, quelquefois seulement on peut percevoir le souffle utérin.

c) Toucher.

Après une antiseptie aussi rigoureuse que possible des mains qui pratiquent le toucher de la vulve et du vagin, car il faut considérer que cette femme est en imminence d'avortement, on introduit deux doigts à la fois dans le vagin pour faciliter la recherche du col. On les dirige vers la paroi postérieure qui donne la sensation d'une muqueuse épaisse, plissée. Dans le fond, on sent une tumeur lisse, élastique, de consistance souple, qui se trouve dans l'excavation pelvienne, remplit le petit bassin et descend même plus bas vers le périnée; c'est l'utérus, ou plutôt la face postérieure de celui-ci. En suivant cette paroi, on peut arriver à sentir le fond arrondi qui, suivant le degré de la rétroversion, est plus ou moins abaissé et correspond à la concavité du sacrum. Le cul-de-sac postérieur est complétement effacé par la tumeur utérine; le cul-de-sac antérieur au contraire est devenu plus profond. La paroi antérieure du vagin est tiraillée, tendue, lisse. Pour trouver le col, il faut aller le chercher derrière la symphyse, assez haut. En général, il est bien accessible et on peut facilement se rendre compte de son état. Mais il arrive quelquefois qu'on a beaucoup de peine à le trouver, à introduire un doigt dans son orifice. Dans notre observation I, nous trouvons un fait assez remarquable, c'est que le col au lieu d'être attiré en haut, comme d'habitude au fond d'un couloir correspondant au cul-de-sac antérieur était resté très abaissé, appliqué contre la symphyse pubienne; son orifice externe affleurait presque l'orifice vulvaire. Dans les observations XI et XIV, le col se trouve au centre du vagin ou regarde franchement en avant. Dans d'autres observations que nous rapportons, le col est inaccessible. L'observation II nous montre un cas où le col se trouve très haut derrière la symphyse, dans une rigole formée par le cul-de-sac antérieur. Le col regarde en haut, l'orifice externe seul est dirigé vers le bas, à cause d'une flexion siégeant sur le corps lui-même. Dans les observations III et XIII, le col est situé derrière la symphyse pubienne, en position très élevée et c'est avec peine qu'on atteint la lèvre postérieure.

En pratiquant le toucher combiné au palper, on peut se tromper sur les deux tumeurs abdominale et pelvienne, en les prenant pour un seul corps, la pression exercée sur la tumeur abdominale se transmettant à la main qui touche. Mais, si l'on essaye de transmettre la fluctuation d'une main à l'autre, on n'y arrive pas.

«Si un aide ayant mis une main, sur le côté gauche de la tumeur abdominale, exerce avec l'autre main, sur le côté droit de la même tumeur, une pression brusque et légère, l'aide perçoit la fluctuation tandis que les doigts avec lesquels on pratique le toucher vaginal ne la sentent point». (Tarnier)

Quelquefois au toucher, en déprimant la paroi postérieure du vagin, on reçoit un flot d'urine s'échappant de la vessie et, si on cesse de déprimer cette paroi, l'urine ne s'écoule plus. Ce fait est indiqué par Trillat, d'après son maître Laroyenne, comme signe précis de la rétroversion.

Après avoir pratiqué le cathétérisme et vidé la vessie,

on procède encore une fois au toucher combiné au palper.
On sent alors nettement la tumeur pelvienne. Les signes
fournis par le toucher restent à peu près les mêmes, mais
les signes du palper changent. La tumeur abdominale
n'existe plus, et l'on constate l'absence de l'utérus à sa
place normale. Comme nous l'avons déjà noté, sa paroi
antérieure déborde la symphyse pubienne et peut être
accessible au palper, mais pour bien saisir le fond de
l'utérus, il faut déprimer assez fortement la paroi abdominale, tandis que la main qui touche atteint sa face postérieure. On parvient alors à se renseigner exactement sur
son volume, sa consistance et son degré de déviation.

d) Toucher rectal.

Le toucher rectal peut donner souvent des renseignements assez nets sur la position de l'utérus, sur le degré de
la rétroversion; il peut indiquer encore s'il existe ou non
des adhérences. Mais la douleur qu'il peut provoquer dans
le cas de ténesme limite ses indications et nous sommes
d'avis qu'il ne faut pas faire le toucher rectal chaque fois
qu'il y a rétroversion diagnostiquée par des autres signes
précis. Il ne faut le pratiquer que quand le diagnostic,
basé uniquement sur les autres symptômes, n'est pas ferme.

CHAPITRE IV

Pronostic

I. *Pronostic maternel*

A) Rétroversion incident

Dans ce cas le pronostic est tout à fait bénin. Cette rétroversion en général se termine par un redressement spontané et n'amène après elle aucun trouble dans l'évolution de la grossesse. Celle-ci suit son cours normal et se termine par un accouchement à terme.

B) Rétroversion accident

Il n'en est pas ainsi de la rétroversion accompagnée d'accidents : le pronostic est ici plus sérieux et doit être toujours réservé. La rétroversion brusque est d'une allure plus fâcheuse que la rétroversion à marche lente. Tout dépend ici des accidents qui accompagnent cette maladie et de leur durée. L'issue, heureuse ou fatale, de ce redoutable accident dépend aussi beaucoup de la date du diagnostic et du traitement qu'on a institué.

Nous savons que, si une rétroversion, même avec complication est reconnue à temps et que, si le traitement est institué d'emblée, la guérison survient à peu près toujours très rapidement. Nos observations confirment notre opinion : ou le redressement spontané se produit après que le cathétérisme a été pratiqué pendant un certain temps, ou la reposition manuelle se fait assez facilement. Dans les deux cas, la grossesse n'est pas interrompue.

Mais, si la rétroversion n'est pas reconnue, si elle n'est pas convenablement traitée, il n'est pas rare de voir survenir la mort. Il peut arriver aussi que, malgré tout, la maladie prenne dès le début une marche aiguë, fatale, parce que l'état général de la femme est mauvais ou parce que les voies urinaires (la vessie surtout) sont déjà infectées. Si une rétention survient, les complications les plus graves se développent très vite sans qu'on ait la possibilité de les arrêter. C'est toujours la rétention d'urine qui est le symptôme le plus grave et qui cause la mort de différentes façons, tantôt par urémie, tantôt par rupture de la vessie après gangrène de cet organe ou enfin par péritonite d'origine vésicale.

II). *Pronostic fœtal*

Le pronostic pour le fœtus est tout à fait bénin dans les cas de rétroversion incident. Il est réservé dans la rétroversion accident encore plus que pour la mère, à cause de l'avortement qui peut survenir même dans les cas ou la réduction artificielle a été faite. L'avortement peut se produire au cours de l'enclavement comme nous l'avons dit plus haut ou à cause de l'état pathologique de l'utérus.

Quelquefois, on est obligé de recourir à un avortement artificiel, quoique, comme nous le verrons dans le chapitre du traitement, il n'amène pas toujours une amélioration notable.

III. *Pronostic pour des grossesses ultérieures*

Le pronostic pour des grossesses ultérieures est aussi à réserver. On observe assez souvent des récidives de rétroversion. L'utérus redressé spontanément ou artificiellement durant la gestation, peut après l'accouchement prendre de nouveau une position vicieuse en rétrodéviation. Tout est alors prêt pour de nouvelles complications. D'après Martin, les récidives surviennent dans 25 pour 100 des cas.

CHAPITRE V

Diagnostic

Comme nous l'avons déjà dit, il est de la plus grande importance d'établir un diagnostic ferme dès le début de la maladie, afin d'éviter toute complication, par un traitement approprié. Chaque fois qu'on se trouve en présence d'une femme enceinte de 3 à 4 mois, chez laquelle il existe soit de la difficulté d'uriner, soit une rétention complète, on doit songer à une rétroversion de l'utérus gravide. Les signes fournis par l'inspection et la palpation sont le volume du ventre, qui ne correspond pas à l'époque de la grossesse, qui a la consistance d'une tumeur molle fluctuante, ne donnant pas l'impression d'un utérus gravide ; enfin, le toucher renseigne sur l'existence d'une autre tumeur qui occupe le cul-de-sac postérieur, tumeur uniforme, lisse. La difficulté de trouver le col aidera à confirmer le diagnostic. Le cathétérisme vésical surtout, qu'il ne faut jamais oublier de pratiquer au cours de l'examen de la malade et qui, nous le conseillons, devra être pratiqué avec persistance, tranchera immédiatement la difficulté.

Mais si facile qu'il soit, le diagnostic de la rétroversion

est parfois difficile à différencier de celui d'autres affections qui ont beaucoup de symptômes communs.

Parmi les maladies qui peuvent induire les praticiens en erreur, nous ne citerons que les principales ; ce sont : l'hématocéle rétro-utérine, le fibrome de la paroi postérieure et la grossesse extra-utérine.

a) **Hématocèle**

Elle a, en général, un début brusque. Les symptômes locaux et généraux qui lui sont propres, l'accompagnent. C'est une masse sphérique, lisse et uniforme qui remplit l'excavation ; le col est élevé et pressé contre la symphyse pubienne, mais l'utérus se refoule en masse en avant, et, par une palpation minutieuse on peut le sentir au-desssus du détroit supérieur.

Les signes de grossesse disparaissent, s'ils ont existé et jamais une hématocèle n'occasionne des symptômes urinaires aussi graves qu'une rétroversion avec enclavement. Au toucher, l'hématocèle est douloureuse, signe qui n'existe pas dans la rétroversion. La tumeur occupe non seulement le cul-de-sac de Douglas, mais fait généralement saillie dans la cavité abdominale.

b) **Fibrôme de la paroi postérieure**

Une pareille erreur de diagnostic sera évitée par l'interrogatoire de la malade, qui montrera que les écoulements menstruels existent et que les signes de grossesse manquent, une stérilité temporaire ou relative peut même s'installer dans le cas de fibrome. Les hémorragies qui accompagnent à peu près toujours cette tumeur ne sont jamais observées dans la rétroversion. Mais il peut arriver qu'une grossesse coexiste avec un fibrome. Le diagnostic dans ce cas devient d'extrême difficulté. Cependant au toucher, on sent une masse irrégulière, bosselée, dure qui n'a pas la consistance d'un utérus gravide ; l'utérus d'ailleurs se trouve dans la cavité abdominale et a une hauteur normale, qui fait présumer l'âge de la grossesse. La rétention d'urine est ici aussi d'une gravité moindre que dans l'enclavement.

c) Grossesse extra-utérine

C'est surtout dans les cas de grossesse extra-utérine que le diagnostic est difficile et quelquefois même impossible. Dans les deux cas les signes de grossesse existent, les phénomènes douloureux, ainsi que la rétention d'urine sont présents. Au toucher, on sent deux tumeurs différentes, et il est assez facile dans ce cas de prendre une rétroversion pour une grossesse ectopique ou une grossesse extra-utérine pour une rétroversion. Les erreurs de ce genre sont fréquemment commises.

Thomson rapporte une observation d'un cas dans lequel le diagnostic de grossesse extra-utérine fut porté ; on pratiqua la laparotomie et l'on trouva un utérus en rétroversion partielle.

Winckel apporte deux cas de Grauert et un cas de Quinard où la rétroversion fut prise pour une grossesse ectopique et ce fut seulement en pratiquant la laparotomie qu'on reconnut l'erreur.

Une erreur plus grave est de prendre une grossesse extra-utérine pour une rétroversion et de tenter de la réduire : les désastres les plus graves peuvent en être la conséquence.

Toutefois après un examen attentif par le toucher manuel, s'il le faut sans chloroforme, on peut arriver à éviter de semblables erreurs.

S'il s'agit d'une grossesse de trois à quatre semaines (ce que l'interrogatoire peut nous indiquer) dans les cas de grossesse extra-utérine on arrive encore assez facilement à délimiter le corps utérin du kyste formé par l'œuf.

Dans les cas de grossesse plus avancée la délimitation est plus difficile, mais on se basera sur d'autres symptômes.

Dans les grossesses éctopiques il y a écoulement sanguin, il y a des crises abdominales douloureuses à différentes reprises.

L'utérus peut être senti par la palpation à la partie inférieure de l'abdomen, au-dessus du pubis ; le col est généralement plus accessible au toucher. La rétention d'urine ne réalisera jamais un tableau clinique aussi grave dans la grossesse éctopique, que dans la rétroversion.

Les symptômes fonctionnels tels que rétention d'urine et de matières fécales, douleur, peuvent quelquefois induire en erreur un observateur peu attentif. On peut penser à une urémie d'origine rénale, à des calculs vésicaux, etc. Mais un examen plus profond, l'histoire de la maladie et surtout le cathétérisme, qu'on doit pratiquer à chaque examen, dissiperont tous les doutes.

La coexistence de la grossesse et la rapidité avec laquelle la rétention d'urine s'installe, l'absence des phénomènes généraux graves tels que délire où coma, qui accompagnent l'urémie d'origine rénale ne permettront pas de se tromper sur la vraie cause de la rétention.

Le calcul vésical peut donner de la dysurie, mais ne produira guère une rétention complète.

La constipation opiniâtre peut faire songer à un cancer du rectum. Mais un cancer se développe lentement, donne lieu à une cachexie et à un amaigrissement caractéristiques. Le cancer se développe plus souvent à l'âge de la ménopause. Le toucher rectal donne la sensation d'une tumeur anfractueuse qui fait corps avec la paroi rectale et qui n'est pas la même que pour la tumeur formée par l'utérus gravide Enfin, les signes de grossesse et la rétention d'urine mettront sur la voie de diagnostic.

CHAPITRE VI

Traitement

Nous allons poursuivre ici encore la distinction entre la rétroversion incident et la rétroversion accident. Le mode du traitement, la conduite à tenir, diffèrent beaucoup dans ces deux formes cliniques.

A) **Rétroversion incident**

En général il n'y a pas de traitement actif à suivre dans ce cas. Nous avons traité déjà plus haut la question du redressement spontané et nous répétons qu'il se fait dans la plupart des cas sans qu'il soit besoin d'intervenir.

Chroback, Duhrssen, Bumme, Winckel, Thorn, Kubinyi, Stöckel sont tous d'avis que, s'il existe une rétroflexion ou une rétroversion non enclavée sans symptômes fonctionnels il faut être abstentionnistes, attendre que survienne le redressement spontané.

D'après Chroback, un utérus en rétroflexion se redresse toujours spontanément. Dans un seul cas de rétroflexion il fut obligé d'intervenir, et s'il intervint quelques autres fois, ce fut seulement pour calmer la douleur.

On conseillera à la femme de rester couchée la plus grande

partie de la journée, même toute la journée, si cela est possible. La position abdominale est préférable, mais pourtant on ne doit pas laisser la femme dans cette position d'une manière continuelle, comme le préconisent quelques auteurs. Le décubitus latéral peut la remplacer avec succès.

D'après Bumme, la position dorsale est aussi favorable. La simple absence de la pression des viscères abdominaux sur l'utérus, dans la position horizontale, facilitera le redressement.

Le mieux est encore de prendre quelquefois dans la journée la position génu-pectorale. La femme doit toujours être placée sous la surveillance active d'un médecin. Elle doit prendre l'habitude d'uriner souvent, même si elle n'en sent pas le besoin, et de vider régulièrement son intestin pour éviter toute distention et rétention possible.

On donnera des lavements, des purgatifs légers dans les ca sde constipation.

Cette expectation peut durer un temps plus ou moins long, quelques jours à quelques semaines.

B) **Rétroversion accident**

Mais si le redressement spontané se laisse longtemps attendre et, si les phénomènes d'enclavement se manifestent on doit intervenir, et plus on intervient à temps, plus on a de chances de réussir. Ici on ne peut préconiser un seul traitement à l'exclusion des autres. La conduite à tenir dépend des circonstances qui accompagnent l'enclavement. L'évacuation de la vessie et du rectum occupe la première place, s'il y a rétention, car ce sont les symptômes les plus pressants ; c'est vers eux qu'on portera ses efforts chaque fois qu'on se trouvera auprès d'une femme atteinte de rétroversion. Ce traitement peut être symptomatique, car beaucoup d'auteurs sont d'avis, et nous sommes d'accord avec eux, que la rétention, effet de la rétroversion, empêche l'utérus de se redresser. On préconise alors le cathétérisme pendant un certain temps, deux ou trois fois par jour, jusqu'à ce que tout s'arrange.

Dans le cas où la rétention est accompagnée des phénomènes généraux comme fièvre ou autres symptômes urinaires, on doit commencer un traitement général en même temps qu'on procède à la réduction de l'utérus.

Nous allons maintenant étudier, à part, le cathétérisme et les différents modes de la réduction utérine.

a) **Cathétérisme**

Nous n'insistons pas sur les soins antiseptiques préalables : ils doivent être minutieux Le cathétérisme doit se faire avec une sonde d'homme, parce que la sonde de femme serait trop courte. En effet, l'urèthre est étiré, allongé et comprimé fortement par le col; son orifice est dirigé en haut et on a beaucoup de difficulté à introduire une sonde.

M. le Professeur Herrgott conseille une sonde molle de Nélaton, avec un mandrin qu'on introduit doucement de bas en haut. On retire le mandrin, on pousse la sonde d'environ 12 à 15 centimètres et l'urine s'écoule. Pour faciliter l'introduction de la sonde, il est à conseiller de comprimer fortement la paroi postérieure du vagin. Cette manœuvre peut quelquefois amener la femme à uriner spontanément ; on peut tenter de déplacer l'utérus, soit qu'on le refoule en arrière, soit qu'on le soulève ou qu'on le déprime. Si on n'arrive pas avec une sonde en gomme au résultat voulu, on doit essayer avec une sonde métallique. La meilleure position est la position obstétricale. Le cathétère doit être introduit très doucement, avec toutes les précautions possibles, pour ne pas léser l'urèthre et ne pas faire fausse route. On fera bien de prendre un cathétère avec ouvertures multiples, car l'urine peut ne pas s'écouler à cause de l'obturation du cathétère par des lambeaux de muqueuse ou par du pus, en cas de gangrène.

Il ne faut pas vider la vessie d'un seul coup, parce que la décompression brusque peut occasionner une hémorragie intravésicale. La vessie fortement distendue, très souvent œdématiée, ne peut pas se contracter tout de suite après le cathétérisme et la diminution de la pression peut amener l'hémorragie. On fera bien de vider la vessie petit à petit et d'y laisser un peu d'urine pour permettre à ce viscère de se contracter lentement.

Si le cathétérisme échoue sous toutes ses formes, il faut alors recourir aux autres moyens de vider la vessie. C'est la ponction vésicale qu'on a préconisé dans ces cas. Avec les précautions antiseptiques nécessaires, la ponction hypogastrique faite avec un trocart fin ne présente ni difficultés, ni conséquences graves.

Dans les cas de gangrène on ne doit pas faire le cathétérisme par crainte de déchirer la vessie ; Pinard et Varnier conseillent de faire alors la taille vaginale. « Ce qui joue le principal rôle dans la terminaison fatale, c'est le séjour prolongé dans la vessie de cette membrane gangrénée putride, contre laquelle échouent les lavages répétés, fussent-ils même antiseptiques. Il faut donc à tout prix débarrasser la vessie de ces corps étrangers. C'est une question de vie et de de mort. »

Notre observation I nous semble être en désaccord avec cette opinion. Dans ce cas particulier la gangrène s'est installée silencieusement sans être accompagnée ni de fièvre ni d'autres symptômes généraux qu'on signale toujours dans les cas de gangrène. L'état général était bon, la température normale et l'élimination de la muqueuse gangrénée ne semblait pas avoir un effet quelconque sur la malade ni pour aggraver, ni pour améliorer son état.

b) **Evacuation du rectum**

On commencera par des lavements qui en général ne produisent pas de grands effets. Une canule ordinaire ne suffit pas : on doit introduire un tube élastique un peu rigide, comme une sonde œsophagienne, par exemple ; il faut pousser lentement, sans efforts, assez haut pour passer le point comprimé par l'utérus. On peut employer des lavements légèrement laxatifs à l'huile d'amandes douces, à la glycérine ou au sel marin. Si les lavements ne réussissent pas on donnera des purgatifs doux, comme l'huile de ricin.

c) **Etat général**

Pour combattre les phénomènes généraux on recourra aux moyens habituels.

Pour faire tomber la fièvre qui accompagne la cystite, on donnera de la quinine ou de l'antipyrine qui agira aussi contre la céphalalgie. Pour calmer la douleur on prescrira les opiacés ; on fera des injections de morphine.

Dans les cas d'adynamie ou de prostration on administrera des excitants : caféïne, éther, etc.

La cystite sera combattue par des lavages répétés au permanganate, ou au chloral. On mettra des vessies de glace sur le ventre s'il y a danger de péritonite.

Si, après une évacuation brusque de la vessie, une hémorragie se produit, on la traitera par des applications de glace sur la vessie, par des injections d'eau froide, additionnée d'un antiseptique approprié, de gélatine, d'adrénaline, d'antipyrine, etc. (Chroback).

d) **Réduction de l'utérus**

La réduction de l'utérus doit être précédée de l'évacuation de la vessie et du rectum.

Plusieurs modes de réduction ont été conseillés, mais, le plus habituellement, on recourt à la réduction manuelle ou instrumentale, et si on ne réussit pas avec ces deux méthodes, on provoque l'avortement artificiel.

Nous ajouterons encore à ces trois méthodes, la réduction par la laparotomie.

I — *Réduction manuelle.*

Elle peut être tentée de plusieurs façons. Elle peut être faite par le vagin, par le rectum ou par ces deux voies à la fois.

Les positions qu'on donne à la femme sont aussi différentes et nombreuses. Beaucoup d'auteurs conseillent la position dorsale ou ventro-latérale; d'autres conseillent la position obstétricale ou la position génu-pectorale. Il nous semble que cette dernière position est la position de choix. Elle consiste non pas à mettre la malade sur les coudes et les genoux comme on l'a pratiqué autrefois, mais sur les genoux et la partie supérieure du thorax, position dans laquelle le bassin et en même temps l'utérus enclavé se trouvent dans un plan beaucoup plus élevé que l'abdomen. C'est dans cette position qu'est souvent pratiquée la réduction par M. le Professeur Herrgott à la Maternité de Nancy, comme nous le verrons dans nos observations.

La douleur qu'éprouve la femme par l'introduction de la main dans le vagin autorise l'administration du chloroforme, mais alors la position génu-pectorale doit léder sa place à la position obstétricale. Dans l'anesthésie, la femme ne troublera pas le médecin par ses cris, ni par ses mouvements. Le chloroforme empêche aussi les efforts de la femme, qui repoussent l'utérus. Les malades de nos observations ont été en grande partie chloroformées, ce qui a permis de faire un examen plus complet, de confirmer le diagnostic et de pratiquer en même temps la réduction plus facilement.

On introduit deux ou quatre doigts ou même toute la main dans le vagin et, en appuyant sur le fond de l'utérus, par des mouvements d'ascension lents et continus, on repoussera le corps utérin dans la direction de l'abdomen. On tâchera de le diriger non pas sur la ligne médiane, mais comme le conseille Capuron et comme nous le verrons pratiquer dans nos observations, dans un diamètre oblique droit ou gauche pour éviter la saillie du promontoire.

On peut agir par les deux voies à la fois. On introduit deux doigts dans le vagin, on saisit le col et on l'attire en bas; deux autres doigts de l'autre main introduits dans le rectum repoussent le corps en haut. Nombreux sont les procédés de réduction par la voie vaginale :

« Désormaux conseillait pour mieux obtenir le mouvement de bascule de l'utérus, d'appuyer une main au-dessus du pubis pour maintenir le col en bas, tandis que l'autre main introduite dans le vagin repousse le fond de l'utérus en sens inverse.

« Négrier, une fois la mainint roduite recommandait de faire la réduction avec le poing fermé et Cosslin a eu un succès par ce moyen. Vignard prend un point d'appui avec le pouce de la main gauche sur le bord inférieur de la symphyse et réduit avec quatre doigts de la même main glissée dans le vagin. (Tarnier et Boudin) ».

D'après Thorn, la voie rectale est préférable à la voie vaginale. Les gants en caoutchouc rendent l'introduction de la main moins désagréable à l'opérateur. Cette voie est à la fois plus sûre et plus facile. Quand l'utérus est déjà hors du petit bassin, on quitte les gants et on introduit la main dans le vagin pour immobiliser le col, tandis que l'autre main cherche à amener le fond vers la paroi abdominale. Si on ne réussit pas à saisir le fond par la main extérieure, on laisse la femme se coucher doucement sur un côté, gardant toujours la main dans le vagin et on cherche alors le fond de l'autre main.

II. *Réduction instrumentale*

Si la réduction manuelle n'a pas réussi, on essayera la réduction par des instruments. Les instruments à cet égard sont bien nombreux. Nous mentionnerons seulement les principaux, tels que la baguette d'Evrat, sorte de baguette de tambour recouverte d'un linge à son extrémité; la spatule-levier d'Antoine Petit; le gorgeret de Rœderer, une branche de forceps recouverte d'une compresse qu'on introduit dans le rectum.

Tous ces instruments ont le même but : exercer sur l'utérus une pression lente et continue; mais ils ont tous le même inconvénient d'agir aveuglément, d'exposer la malade à des traumatismes graves et même de provoquer des contractions utérines suivies d'avortement.

Si la réduction ne se produit pas à la première tentative, on doit recommencer dans une autre séance et même plusieurs fois de suite, en changeant chaque fois la position de la malade et en modifiant aussi le mode de réduction. C'est avec raison que Depaul conseille d'agir par tâtonnements successifs jusqu'à ce qu'on arrive à vaincre l'obstacle.

Lorsque la réduction a réussi et que l'utérus se trouve à sa place normale, faut-il le maintenir en cette position par un pessaire ou non?

Beaucoup d'auteurs comme Barvinay, Kubinyi, Chroback, Stœkel, Bumme, etc., conseillent de mettre un pessaire tout de suite après la réduction, quand la femme se trouve encore dans la position de réduction. D'autres, avec Tarnier, Thorn, sont contre les pessaires, à cause de l'irritation qu'ils peuvent provoquer sur l'utérus, irritation qui peut être suivie d'un avortement et Thorn emploie, au lieu de pessaire, l'anneau de Mayer qu'il introduit dans la position génu-pectorale.

Dans nos observations le pessaire a été employé presque dans chaque cas, après la réduction, sans présenter d'ailleurs aucun inconvénient.

A notre avis, un pessaire est nécessaire quand il s'agit

d'un utérus de trois à quatre mois de grossesse, ne pouvant pas se maintenir seul et où la rétroversion pourrait récidiver. On laissera le pessaire sur place pendant trois ou quatre semaines, jusqu'au moment où l'utérus prendra un volume tel qu'il ne pourra plus se renverser.

Dans les cas de grossesse moins avancée on se contentera de tenir la femme au repos au lit; on lui conseillera d'éviter toute fatigue; on veillera au fonctionnement régulier de la vessie et de l'intestin, pour éviter la rétention et ces précautions suffiront à maintenir l'utérus en bonne position.

e) **Laparatomie,**

Avec beaucoup d'auteurs, nous voulons substituer la laparatomie comme mode de traitement de réduction à l'avortement provoqué.

Tous les auteurs classiques considèrent l'avortement comme moyen suprême de sauver la vie de la malade, si la réduction manuelle et instrumentale échouent.

Nous pouvons comprendre leur crainte d'une opération sanglante à l'époque où l'antisepsie était peu ou pas connue, et où la technique opératoire n'était pas précise comme elle l'est aujourd'hui. Les résultats trop souvent déplorables de l'opération césarienne n'étaient pas faits non plus pour commander la confiance. Mais à notre époque, où une pratique large et bien comprise de l'antisepsie conduit à des résultats merveilleux, où le danger de mort, suite de l'infection opératoire, n'existe pour ainsi dire plus, maintenant que la technique opératoire est aussi bien fixée et détaillée que possible, nous ne devons pas être arrêtés par la peur de nos anciens et nous pouvons intervenir chaque fois que nous le jugeons nécessaire. Le danger même de l'opération ne peut pas nous arrêter non plus, puisque nous voyons maintenant, à peu près journellement, des opérations faites sur l'utérus gravide sans conséquences graves.

Nous avons parlé déjà de la tolérance utérine à propos de l'avortement et nous ne voulons pas y revenir. L'utérus tolère très bien des opérations sanglantes faites méthodiquement et avec les précautions nécessaires. Nous ne voulons pas entrer dans les détails opératoires de la laparotomie, cela nous conduirait loin du sujet de notre thèse. Nous voulons seulement indiquer la conduite à tenir à notre avis quand on se trouve en face d'une rétroversion que tous les modes de réduction manuelle ou instrumentale employés à plusieurs reprises n'ont pu arriver à vaincre, soit parce qu'il existait des adhérences, des tumeurs ou des obstacles quelconques qui empêchaient de remettre l'utérus à sa place normale. C'est ici qu'il faut pratiquer la laparatomie et non pas l'avortement provoqué. Nos raisons sont les suivantes : 1º l'avortement provoqué n'amène pas nécessaisement une amélioration des accidents surtout s'il a été provoqué tardivement. On a cité des cas où la mort est survenue après l'avortement pratiqué, à cause des complications graves qui existaient déjà à ce moment. Charles, sur 47 avortements a relevé 20 cas de mort. 2º L'avortement ne guérit pas la maladie. C'est plutôt un traitement palliatif. Il ne remet pas l'utérus à sa place et, s'il existe des adhérences ou des tumeurs qui ont empêché la réduction de se produire, l'avortement ne les détruira pas. Après l'avortement comme avant, l'utérus restera dans une

position vicieuse qui pourra causer des accidents semblables dans les grossesses ultérieures. 3º Enfin, l'avortement
provoqué n'est pas non plus une opération si innocente
qu'on le pense, surtout quand on le pratique dans les cas
de rétroversion : une hémorragie peut se produire, suite
de la perforation placentaire, ou d'autres accidents peuvent surgir.

La laparatomie, au contraire, nous permet d'opérer
à ciel ouvert, nous voyons ce que nous avons à faire et
pouvons agir suivant les circonstances. Elle constitue un
traitement radical et permet de faire disparaître tous les
obstacles, de remettre l'utérus en place, de le fixer en
bonne position afin d'éviter les récidives. Enfin, la vie du
fœtus est pour nous la raison la plus forte pour nous faire
préconiser la laparatomie chaque fois qu'il y a lieu. La
laparatomie permet à la grossesse de continuer à se développer, d'arriver à terme, tandis que l'avortement sacrifie
le fœtus sans qu'il y en ait peut-être nécessité absolue.

A l'heure qu'il est, nous devons avoir plus de respect de
la vie fœtale et nous ne devons la sacrifier que dans les cas
d'extrême nécessité, dans les cas exceptionnels, si la continuation de la grossesse constitue un danger sérieux pour
la mère.

Nous ne trouvons pas dans nos observations de cas qui
aurait nécessité la réduction sanglante. Toutes les réductions
dans nos cas ont été effectuées assez facilement par la
méthode manuelle, mais nous trouvons d'autres observations publiées en France et à l'étranger où l'on peut constater les succès de la laparatomie, dans les cas de rétroversion irréductible. Winckel apporte quelques observations

de rétroversion dans lesquelles la grossesse ne fut pas interrompue après l'intervention chirurgicale.

Ferfasser a observé un cas où il s'agissait d'une femme VII pare avec incarcération irréductible. Rétention d'urine datant d'environ trois semaines. L'urine retirée par cathétérisme était mélangée de pus. Température, 39°. Tous les moyens de réduction ont échoué. Laparatomie. Utérus non adhérent. Réduction très facile. Application d'un pessaire. La grossesse continua à se développer, accouchement à terme normal.

Marchener a fait deux opérations. La grossesse se termina par accouchement à terme

Manchet a communiqué deux cas. Dans l'un c'était un kyste de l'ovaire qui était la cause de l'enclavement. Les moyens habituels n'avaient pas réussi dans les deux cas. Après la laparatomie, la grossesse évolua normalement jusqu'à terme.

Jacobs a pratiqué 11 laparatomies et il n'a observé qu'un cas d'avortement post-opératoire.

Frankenstein (*Deutsche Médicin Wochens*, 1910, n° 22) rapporte un cas de rétroversion avec adhérences. On fit la laparatomie. Convalescence régulière. Au commencement de janvier 1910, c'est-à-dire un mois après sa sortie de l'hôpital, la femme s'y présentait de nouveau parce que depuis deux jours elle perdait du sang en abondance. Utérus à peine plus gros que le poing. On trouve dans l'utérus quelques petits fragments placentaires. Mairs (*Monatschrift, fur geb. u gynec, juin* 1910) rapporte une observation de rétroversion de l'utérus gravide, grossesse d'environ trois mois. Toutes les tentatives de réduction, même sous chloroforme, ont échoué. Laparatomie, convalescence régulière, évolution ultérieure de la grossesse sans souffrance. Accouchement spontané à terme.

Kristofoleti *(Gynecolog. Rundschau* 1910 *Hf. XII)* nous donne 4 cas de laparotomie qu'il a pratiqués. Dans un cas on a trouvé des adhérences utéro-rectales. Dans tous ces cas la grossesse a continué à évoluer normalement, sans aucun accident. Tout récemment, M. Goulliond *(Annales de Gynécolog. et Obstét.* 1911 mai) communique une observation personnelle de laparatomie qu'il a pratiquée pour réduire un utérus rétroversé. Des symptômes graves étaient apparus qui donnaient l'impression d'une rétroversion avec incarcération. On se décide à faire la laparatomie. A l'ouverture du ventre, on trouva une bride ligamenteuse qui avait fixé l'utérus au petit bassin. Les suites de l'opération furent simples : pas de température, le pouls n'atteignit jamais 100. La malade quitta l'hôpital après un séjour de trois semaines. On apprit ultérieurement que l'accouchement s'était fait à terme. A noter dans cette observation l'épaississement de la vessie, qui était marquée d'un piqueté hémorragique.

Nous voyons la différence qui existe entre ces deux modes de traitement : avortement et laparatomie, et nous n'hésitons pas à conseiller, chaque fois que la réduction par des moyens habituels a échoué, à cause des adhérences ou toute autre cause, de pratiquer la laparotomie. Elle nous permet une réduction facile, radicale et permet à la grossesse de continuer son évolution sans interruption.

L'avortement comme moyen palliatif peut avoir tout de même quelquefois une raison d'être, quand on se trouve dans des conditions spéciales : si la femme se trouve dans un état tel qu'elle ne supporterait pas une intervention chirurgicale, ou si des causes insurmontables empêchent d'opérer sur-le-champ. On doit soulager la femme par tous les moyens possibles, et l'avortement est encore un des meilleurs dans ces conditions.

La technique de l'avortement est assez simple. Si le col est accessible on introduit dans l'utérus une sonde, qui déterminera les contractions utérines, ou, mieux encore, on mettra une tige de laminaire dans le col.

Si le col n'est pas accessible, on doit pratiquer la ponction de l'utérus par le vagin, avec un trocart de petit calibre.

Dans l'un ou l'autre cas, l'asepsie la plus rigoureuse sera instituée afin d'éviter d'ajouter le danger d'une infection à l'état grave dans lequel se trouve déjà la malade.

Observations

OBSERVATION I (1)

Madame M..., âgée de 29 ans, II pare.

N'a jamais été malade. Premières règles à 14 ans, régulières, de durée de 3 à 4 jours, peu abondantes, sans douleur.

Ire Grossesse à 26 ans. Pas de troubles symphatiques. Accouchement à terme, enfant élevé au sein. Bien portant. Pendant 12 mois de lactation la femme n'a pas vu ses règles. Depuis cette époque, la menstruation a repris les mêmes caractères qu'auparavant. Jamais de douleurs abdominales, la miction a toujours été facile, les selles quotidiennes normales.

IIe Grossesse actuelle. Dernières règles du 10 au 11 juin, d'un seul jour de durée. Le premier mois se passe sans incident. Le 10 juillet apparaissent de *fortes douleurs dans la jambe gauche,* s'étendant dans la cuisse et s'irradiant dans la région lombaire. Les jours suivants douleurs abdominales consistant surtout en tiraillements à la partie antérieure de l'abdomen. La situation reste la même au mois d'août. La miction et les selles ont leurs caractères normaux. La malade a eu quelques vomissements, cinq ou six en tout, peu abondants et le dernier date du mois d'août.

Le 23 septembre, dans la nuit, sans motif, les douleurs sont plus vives, la malade se lève à 4 heures du matin. Elle est dans l'impossibilité absolue d'uriner. Une sage-femme appelée sonde la malade et aurait évacué au moins 2 litres d'urine claire. Depuis ce moment les douleurs persistent, continues et violentes, momentanément diminuées par du cathétérisme pratiqué régulièrement trois fois par

---

1). Publiée par M. Fruhinzholz, *Revue Médicale de l'Est,* Janvier 1911.

NOTA. — Les observations I et II ont été publiées, les autres sont inédites.

24 heures. Les urines sont devenues rapidement troubles et sanguinolentes. Les dernières gouttes qui s'écoulent par la sonde sont du
sang pur.

Le 1ᵉʳ octobre. — Les urines sont malodorantes, les douleurs violentes. La malade est décidée à entrer à la Maternité où elle arrive le
2 octobre. *Il n'a jamais existé de troubles du côté du rectum.* La
température n'a jamais dépassé 37° 2 – 37° 5. La femme est enceinte
de 3 mois 1 / 2 environ.

2 octobre, *soit le 9ᵉ jour après le premier accident.* — Au palper,
après l'évacuation de la vessie on constate une tumeur présentant
les caractères de mollesse de l'utérus gravide, ne dépassant le pubis
que de deux ou trois travers de doigt et surtout saillant à droite;
juste au-dessus du pubis on perçoit un épaississement. Le toucher
montre le col utérin très abaissé, appliqué contre la symphyse
pubienne; son orifice externe affleure presque l'orifice vulvaire.
L'excavation est remplie d'une tumeur molle ayant la consistance
normale de l'utérus gravide Il n'existe pas de sillon séparant le col
de cette masse qui efface le cul-de-sac postérieur. Elle semble faire
corps avec la partie perçue au palper qui déborde le pubis. Le diagnostic de rétroflexion de l'utérus gravide est posé. L'épaississement
suspubien est rapporté à la vessie.

Toutes les sensations devenues plus nettes se confirment par l'examen sous chloroforme, et on pratique la reposition de l'utérus.
La femme, profondément endormie, est en position obstétricale.
Quatre doigts sont introduits dans le vagin et refoulent la partie
postérieure du corps utérin en la dirigeant vers la droite pour éviter
la saillie du promontoire. La réduction est facile, mais l'utérus a une
tendance à suivre la main qu'on retire et à reprendre sa position
initiale. Pour le maintenir, on place dans le vagin, en avant du col
qui est maintenant au centre de l'excavation, un gros ballon de Cham-
petier de 500 gr. L'utérus est facilement perçu à la palpation, il reste
abdominal, remontant à deux travers de doigt de l'ombilic. Dans la
soirée on dégonfle en partie le ballon pour permettre l'évacuation de
l'urine. La miction est fréquente, mais spontanée dans la nuit. Les
urines encore sanguinolentes contiennent beaucoup de pus. Pas de
fièvre.

3 octobre. — Le ballon vaginal est retiré. On recommande à la
femme de conserver le *décubitus latéral ou abdominal.* Le régime
lacté est institué et l'urotropine prescrite.

4 octobre. — L'utérus est abdominal. La miction spontanée. On fait deux fois par jour des *lavages vésicaux* à 4 % de protargol. Les urines sont encores très troubles, mais semblent contenir moins de sang.

5 octobre. — La malade est assise dans son lit. La rétroflexion se reproduit sans atteindre un degré aussi accentué que lors de son entrée à la Maternité. Il n'y a pas de symptômes d'enclavement, les urines sont émises assez spontanément. On cherche à réduire, la femme étant dans la position génu-pectorale, mais pas de résultat. L'utérus, refoulé facilement en partie, au-dessus du détroit supérieur, retombe dans l'excavation. Il reste cependant plus accessible par le palper abdominal.

6 octobre et suivants. — Peu de changement. La femme reste dans le décubitus latéral et prend matin et soir la position génu-pectorale pendant 10 minutes. Les lavages vésicaux sont continués. Les urines sont moins rouges, toujours purulentes. Jamais de fièvre. On se demande à ce moment si l'affection n'évoluera vers le développement sacciforme du segment inférieur.

10 octobre. — L'utérus est abdominal, remontant près de l'ombilic. Le col au centre de l'excavation. *La réduction a été spontanée.*

11 octobre et suivants. — La réduction se maintient. Toujours symptômes de cystite. La vessie, qui ne tolérait que 50 gr. de liquide pendant les lavages, supporte 100 grammes environ. Miction toujours fréquentes toutes les heures, un peu plus fréquentes la nuit.

16 octobre (14 jours après ia réduction). — La femme dans l'après-midi s'aperçoit qu'elle a quelque chose d'anormal à la partie anté-rieure de la vulve, se croit enflée; elle appelle et on retire de son méat une masse grisâtre qui s'expulsait; c'est une membrane enrou-lée en cigare. Déroulée, elle présente l'étendue d'une paume de main et représente le moule de la vessie.

17 octobre et suivants. — Les urines sont plus claires, encore purulentes, microscopiquement non hémorragiques. Les lavages sont très douloureux et sont suspendus le 19 octobre.

20 octobre. — L'utérus se développe normalement. La femme perçoit depuis quelques jours des mouvements fœtaux. *Les mictions restent fréquentes.* Etat de la vessie à la sortie, perçue au palper, indurée.

Examen histologique des membranes

Il s'agit d'une membrane à peu près entièrement nécrosée, dont les éléments hystologiques sont des plus difficiles à reconnaître. Autant qu'on en peut préjuger d'après l'examen, elle serait constituée par une couche superficielle granuleuse de détritus occupant la place de la couche épithéliale qui a entièrement disparu. Le restant de la membrane est formé par le chorion de la muqueuse et par la sous-muqueuse. La couche musculeuse ne paraît pas avoir été entraînée même partiellement avec cette membrane. On retrouve çà et là la coupe des quelques vaisseaux encore reconnaissables.

OBSERVATION II (1)

Madame M..., âgée de 26 ans, profession de batelière, IV pare.

Pas de maladies à signaler dans ses antécédents. Les règles apparues à 13 ans, ont toujours été régulières, indolores, de sept jours de durée.

Les trois premières grossesses se sont terminées à terme par l'expulsion par le sommet d'enfants dont deux sont encore actuellement vivants. Depuis le dernier accouchement, qui date de deux ans, les règles sont réapparues très régulières, non douloureuses, la femme n'a jamais présenté de leucorrhée et n'a jamais souffert du ventre. La grossesse actuelle a débuté en octobre ; dernières règles du 2 au 10.

Rien d'anormal dans les deux premiers mois. Vers le 10 janvier, à trois mois de grossesse environ, la femme ressent quelques douleurs dans le bas-ventre et a de la difficulté à uriner. D'après ses dires, à la suite de l'application de cataplasmes et de l'ingestion de médicaments, les mictions sont devenues fréquentes, quoique lentes, et son ventre aurait diminué de volume.

La semaine suivante la situation reste la même. La malade ne se rappelle pas avoir fait un effort quelconque.

A partir du 18 janvier, la femme urine goutte à goutte et d'une façon presque continue.

Publiée par M. Job, *Revue Médicale de l'Est, Avril* 1911.

Le 22 janvier, sans motif, la miction devient impossible. Une sage-femme sonde la malade, et le cathétérisme est répété tous les jours jusqu'à son entrée à la Maternité. Le 24 janvier, la femme entre à la Maternité.

L'inspection fait reconnaître dans l'abdomen la présence d'une tumeur médiane globuleuse, remontant à deux travers de doigt au-dessus de l'ombilic, ayant un volume correspondant à celui d'un utérus gravide au moins. Cinq mois de gestation. La tumeur à la palpation est tendue, assez dure, résistante et donne la sensation du flot.

Au toucher, le doigt introduit dans le vagin atteint aussitôt une masse mollasse, remplissant l'excavation et venant en effaçant complètement le cul-de-sac postérieur, s'appliquer jusque sur le périnée. Cette tumeur molle, bosselée, présente les caractères de l'utérus gravide. En avant, le doigt pénètre dans une rigole formée par le cul-de-sac antérieur et, très haut, il atteint, affleurant la partie supérieure de la symphyse pubienne, le col de l'utérus. Ce col, dans son ensemble, regarde en haut; l'orifice externe seul est dirigé vers le bas, à cause d'une flexion siégeant sur le col lui-même.

Le cathétérisme vésical évacue 2.400 c.c. d'urine assez claire; il est suivi de quelques douleurs abdominales. L'examen, pratiqué ensuite, confirme les premières sensations; de plus, la vessie semble épaissie et le palper suspubien permet d'atteindre la paroi antérieure de l'utérus, faisant saillie légère au-dessus du détroit supérieur. On cherche avec deux doigts vaginaux à refouler latéralement vers le haut la tumeur. Cette tentative, très douloureuse, est sans résultat. La femme étant placée en position génu-pectorale, elle est renouvelée sans plus de succès.

A 5 heures du soir, sur les conseils de M. le Professeur Herrgott, après un nouveau cathétérisme vésical donnant 1.700 c.c. d'urine, quoique la femme n'ait absorbé qu'un verre d'eau d'Évian, la malade est chloroformée.

En position obstétricale, on introduit quatre doigts dans le vagin et facilement l'utérus est refoulé en le dirigeant obliquement en haut, sur le côté droit du promontoire. Il devient franchement abdominal; le col est revenu au centre de l'excavation et un pessaire maintient la réduction.

A la suite de ces manœuvres, pas de douleurs utérines; les mictions sont spontanées; dans la nuit, 1.800 c.c. d'urine et 400 c.c. retirés à la sonde le matin du 25. La femme a émis 6.300 c.c. d'urine en 24 heures ; à noter l'existence d'œdème léger des membres inférieurs.

Le 25 janvier et les jours suivants la réduction se maintient; l'utérus paraît un peu plus volumineux que ne le comporte l'âge de la grossesse. Les mictions sont faciles.

La malade quitte la Maternité le 1er février; la grossesse évolue normalement, le pessaire a été retiré.

OBSERVATION III

Madame P..., âgée de 26 ans, VI pare, d'une taille moyenne, tempérament lymphatique, bonne santé habituelle, Premières règles à 14 ans, régulières, abondantes, durant 4 jours; les cinq premières grossesses et les accouchements se sont passés normalement.

Les dernières règles le 12 juin. Les 3 premiers mois de la grossesse n'ont rien présenté de particulier, si ce n'est des vomissements peu fréquents, des dégoûts, des tendances au sommeil.

Le 1er octobre, elle a reçu un coup de pied à la région hypogastrique et un autre à la région périnéale. Elle a continué à travailler pendant 8 jours. Le 7 octobre, elle entre à la Maternité. On constate une sensibilité assez vive dans la fosse iliaque droite. La palpation à ce niveau est très difficile. Le fond de l'utérus est à égale distance du pubis et de l'ombilic. Par le toucher on trouve le col en arrière, dans sa situation normale. On ne perçoit rien de particulier dans le cul-de-sac du vagin.

La malade reste à la Maternité pendant un mois. Les douleurs dans la fosse iliaque deviennent de moins en moins intenses. Les fonctions de la vessie et du tube digestif se font dans les conditions normales. Elle sort le 7 novembre, ne se plaignant plus que de légères douleurs. Arrivée chez elle, elle ressentit encore des douleurs lancinantes dans le bas-ventre, dans les reins, dans les membres inférieurs et fut obligée de rester alitée.

Le 16 novembre, après une constipation qui dura 2 jours, la malade fit de violents efforts pour aller à la selle; pendant ces efforts, elle senti un craquement accompagné d'une vive douleur dans le bas-ventre. Depuis ce moment l'émission de l'urine était très difficile.

La malade a eu des besoins d'uriner très fréquents, chaque fois au prix de grands efforts. Le 17, elle a eu une selle peu abondante, n'en a plus eu depuis. Elle revient à la Maternité le 19 novembre. Elle est pâle, la face est grippée et offre l'expression d'une vive souffrance. T. 39°. P. 120. Elle se plaint de *fortes étreintes*, de vives douleurs abdominales.

La palpation de l'abdomen donne des sensations peu nettes. On croit sentir à la région hypogastrique une tumeur située profondément, semblant être l'utérus, mais dont la délimitation est très difficile, malgré la déplétion de la vessie par le cathétérisme. Le cathétérisme avait donné évacuation à environ 600 grammes d'urine foncée se troublant par le refroidissement. Au toucher vaginal on trouve le vagin obstrué en partie par une tumeur occupant le cul-de-sac de Duglas et qui refoule avant la paroi vaginale postérieure. Par le toucher rectal on trouve l'anus dilaté environ comme une pièce de 5 francs et immédiatement au-dessus on rencontre la tumeur pressant sur l'orifice anal et obstruant en partie le canal rectal. Cette tumeur est inégale, bosselée. En pénétrant dans le rectum on trouve à 8 centimètres environ au-dessus de l'anus un repli circulaire limitant un orifice de la largeur d'une pièce de 5 francs sur la nature duquel il est difficile de se faire une idée nette, et qui occupe la paroi antérieure du rectum. On hésite entre l'existence d'une perforaration du rectum ou d'une valvule rectale.

Le diagnostic porté immédiatement est rétroversion de l'utérus gravide.

M. le Professeur Herrgott fait placer la malade sur les coudes et les genoux, introduit deux doigts dans le rectum et essaie de refouler ainsi l'utérus. Il arrive de cette manière au bout de quelques efforts à régulariser partiellement la situation de l'utérus. Il sent la tumeur remonter notablement dans l'excavation. Pendant l'essai de réduction, il s'écoule par le rectum environ 30 grammes d'un luiquide sanguinolent, à odeur excessivement fétide de gangrène.

La femme se sent très soulagée à la suite de cette manœuvre de réduction; un refoulement plus considérable de l'organe semble très difficile. On examine la situation du col et on le trouve beaucoup moins élevé qu'avant la réduction; il est facilement accessible au toucher, quoiqu'il soit encore près du pubis. La tumeur est encore sentie dans le cul-de-sac de Duglas, mais elle est moins volumineuse et beaucoup plus élevée qu'avant les manœuvres de réduction.

L'utérus est nettement senti à la région hypogastrique. Son fond se trouve à 1 centimètre au-dessus de l'ombilic. Comme la femme se trouve très soulagée on croit inutile de nouvelles manœuvres de réduction et on prescrit une potion opiacée pour la nuit.

20 novembre. — La malade ne se plaint de rien, a bien dormi, On la sonde le matin et on retire environ 500 c.c. d'urine. Sensibilité de la fosse iliaque gauche. L'utérus est toujours senti à l'hypogastre. Souffle utérin à gauche. On croit entendre les battements fœtaux, mais pas assez nettement pour qu'on puisse être certain de leur existence. La malade dit sentir remuer son enfant.

Par le toucher vaginal on trouve le col à gauche derrière le pubis, facilement accessible. Le cul-de-sac est toujours occupé par une tumeur, dont la situation est la même que la veille. Elle est sensible à gauche. Le toucher rectal détermine une douleur vive qui ne permet pas de se rendre un compte exact des modifications qui auraient pu se produire au niveau du rectum.

21 novembre. — L'amélioration de l'état général de la malade s'accentue. La face n'est plus grippée. Elle doit se trouver bien mieux. T. 37° le matin ; trois selles spontanées cette nuit, diarrhéiques, à odeur très fétide. Pas de pus dans les selles. La malade urine spontanément. Par le toucher on constate que le col est au centre de l'excavation. La tumeur du cul-de-sac de Duglas est moins volumineuse, encore un peu sensible, à consistance pâteuse.

22 novembre. — Apyrexie. — Se trouve très bien; a eu encore trois selles diarrhéiques très fétides. Leur odeur est tout à fait semblable à celle du liquide qui s'est écoulé du rectum le 19 novembre au moment des essais de réduction. Urine spontanément. Le col est situé plus en arrière que hier. Il a une situation à peu près normale. La tumeur du Duglas est plus élevée, moins volumineuse, presque pas sensible au toucher.

23 novembre. — L'amélioration persiste. N'a pas de selles depuis hier. Se plaint d'envies d'uriner assez fréquentes. Le col a une situation à peu près normale. La tumeur du Duglas est dans le le même état que la veille.

24 novembre. — Trois selles diarrhéiques.

25 novembre. — Quatre selles spontanées, moulées. Urine toujours spontanément. Le fond de l'utérus est à la hauteur de l'ombilic. La matrice semble échancrée au niveau de son fond. La partie moyenne du fond est moins élevée que les parties latérales. (Utérus cordiforme).

On n'entend pas les battements redoublés, mais la femme dit sentir remuer son enfant. Le col est en arrière, élevé. Une tumeur d'une consistance pâteuse occupe toujours le cul-de-sac de Duglas.

5 décembre. — La malade se sent très bien ces derniers jours. Elle demanda à sortir de la Maternité. On constate que le col est en arrière. L'empâtement qu'on sentait au niveau du ligament de Duglas n'existe plus. Le 10 mai, la femme rentre pour accoucher à la Maternité.

OBSERVATION IV (Résumé)

Madame B..., âgée de 39 ans. II pare.

Réglée à 11 ans. Epoques régulières. Cette femme se présente une première fois à la visite et on lui trouve une rétroversion de l'utérus qui paraît plus volumineux que normalement. Elle accuse, d'ailleurs, un retard de six semaines dans ses règles. On procède à la réduction et on lui conseille de rester à la Maternité; elle s'y refuse et retourne à ses occupations, mais revient quelques jours après avec la rétroversion reproduite. On opère de nouveau la réduction. Elle reste à la Maternité, cette fois pendant quelque temps et la reposition se maintient par un pessaire. Elle quitte la Maternité. La grossesse se termina par un avortement de trois mois.

OBSERVATION V (Résumé)

Madame V..., âgée de 30 ans, V pare.

Dernières règles, le 22 février. Elle a eu quelques phénomènes symphatiques et ressentait des douleurs dans le ventre.

Le 10 avril, elle a commencé à perdre. Depuis ce moment, elle continue à perdre tous les jours avec de gros caillots. Pas de douleurs. Injections chaudes.

Le 20 avril, la femme entre à la Maternité. Au toucher combiné, on constate que le vagin renferme des caillots; le corps utérin est légèrement augmenté de volume, situé en rétroversion, partiellement réduit. Le col est entr'ouvert comme une pièce de 1 franc et donne passage à une masse molle, allongée, saillante dans le vagin de deux centimètres environ, qu'on croit être l'œuf.

OBSERVATION VI (Résumé)

Madame X..., âgée de 21 ans, primipare, réglée à 14 ans irrégulièrement, durant de deux à quinze jours. Légère leucorrhée suivant la menstruation.

La femme entre à la Maternité pour accoucher d'un enfant à terme. Accouchement et suites de couches normaux.

Au toucher on constate l'utérus en rétroversion en arrière et à droite.

Par la position génu-pectorale, l'utérus reprend sa place normale.

OBSERVATION VII (Résumé)

Madame P..., âgée de 28 ans, bien portante, VI pare. Réglée à 13 ans régulièrement jusqu'à 15. Depuis ce moment les règles deviennent irrégulières ; trois premières grossesses se terminaient par des accouchements à terme ; suites de couches normales. Les 4e et 5e grossesses se terminaient par des avortements de 5 mois. Pendant cette dernière grossesse la femme perdait du sang à plusieurs reprises.

Fin des dernières règles le 20 juillet. Le 12 août écoulement d'eau rosée. Le 14 la femme a une frayeur et depuis elle ressent des douleurs dans les reins et dans le ventre. Elle marche difficilement. Depuis le 16 août elle n'était allée à la selle que trois fois, la dernière il y a 4 jours. Urine toutes les 2 heures dans la journée et deux fois pendant la nuit. Urine trouble sans albumine. Cystite probable (pas de pus dans l'urine). Le palper ne permet pas de sentir l'utérus, Au toucher, on sent le col sous la symphyse, On réduit l'utérus, et on place un pessaire qui maintient bien l'utérus.

OBSERVATION VIII (Résumé)

Madame C..., âgée de 26 ans, bien portante, primipare. Réglée à 13 ans, régulièrement. Elle est enceinte de 2 mois 1/2. Le 7 janvier, quelques pertes rosées avec douleurs. Dans la nuit du 9 au 10, elle a eu une perte de sang qui l'a réveillée. Elle a ressenti des douleurs très vives dans le bas-ventre. La nuit suivante elle expulse des

caillots et a de fortes douleurs. Au toucher on constate une rétroversion. Le col est dur et entr'ouvert. On sent à travers du col une
masse molle qu'on retire et qui est formée de caillots et de membranes
ressemblant à la caduque.

OBSERVATION IX (Résumé)

Madame B..., âgée de 37 ans, II pare. Réglée à 15 ans, régulièrement. Elle entre à la Maternité le 11 janvier pour un accouchement.
Accouchement et suites de couches normaux. Sortie de la Maternite
le 21 janvier. Le 28 elle y rentre de nouveau pour des douleurs
lombaires et du petit bassin. Depuis son accouchement, elle perd du
sang. Au toucher on constate une rétroversion marquée. On réduit
et on place un pessaire.

OBSERVATION X (Résumé)

Madame X..., âgée de 41 ans, VI pare. Réglée à 12 ans, réguliè
rement 4 à 5 jours; non abondantes ni douloureuses. Elle n'a jamais
été malade. Les cinq premières grossesses se sont passées normalement.
La 6e a fini par un avortement de 4 mois 1/2, sans cause apparente.
Elle en a été malade 15 jours.

Les dernières règles datent du 7 juin; grossesse normale jusqu'à
fin août. Vers ce moment, la malade a une hémorragie subite assez
abondante, durant quatre heures, pendant lesquelles elle a eu plusieurs syncopes. Le même jour on a fait la délivrance artificielle
L'hémorragie a cessé. Fièvre durant 4 à 5 jours après.

Le 19 septembre et les 2 jours suivants la malade a eu de nouveau
des hémorragies. Un médecin consulté, craignant une rétention partielle envoie la malade à la Maternité. Entrée le 20 septembre pendant
encore mais peu. Au toucher, on sent l'utérus en rétroversion.

OBSERVATION XI (Résumé)

Madame H..., âgé de 24 ans, II pare. Avait toujours été bien portante. Réglée à 15 ans, régulièrement d'un à deux jours.

Première grossesse à 23 ans, qui se terminait par un avortement
de 3 mois, après avoir fait un effort pour porter une malle. Depuis,

Les règles ont été toujours douloureuses, bien plus qu'auparavant. La malade est tombée de sa hauteur et est restée une heure sans connaissance. Elle a eu des vomissements à son réveil et est restée 3 jours au lit. Depuis ce moment elle souffre de douleurs très vives dans le bas-ventre, surtout à l'époque des règles et au moment des mictions et des défécations. Constipation habituelle. Elle accuse des pertes blanches abondantes depuis cette chute. Les règles qui auraient dû paraître le 1er janvier ne sont pas apparues.

Au toucher, le col se trouve au centre du vagin ; le corps se sent en arrière et forme avec le col un angle de flexion. Le corps est augmenté de volume, assez dur ; le col n'est pas ramolli. Toute tentative de mobilisation reste infructueuse et est douloureuse. Le 23 janvier, la malade sort de la Maternité. Elle y rentre le 20 septembre pour y accoucher. A la sortie de la Maternité elle souffrait encore. Pendant toute la grossesse elle a eu des mictions fréquentes et douloureuses et souffrait du ventre. Il semble néanmoins, en raison de l'atténuation des symptômes et de la continuation de la grossesse que l'utérus se soit réduit spontanément.

Accouchement et suites de couches normaux.

OBSERVATION XII (Résumé)

Madame L..., âgée de 42 ans, VI pare.

Aucune maladie antérieure. Réglée à 17 ans, régulièrement. Dernières règles du 6 au 13 octobre. Aucun phénomène lymphatique.

En soulevant un fardeau, le 13 décembre, la malade a perdu un peu de liquide rosé par le vagin, mais sans éprouver la moindre douleur abdominale. Le lendemain (14 décembre) dans l'après-midi, ont apparu les douleurs dans les reins, des coliques abdominales et une hémorragie abondante. Depuis ce moment, l'hémorragie persiste d'une façon continue, accompagnée de coliques. Un médecin reconnait l'existence d'une rétroversion de l'utérus gravide qu'il réduit. La malade entre le 18 au soir à la salle de travail. L'utérus est en place. Le lendemain matin en examinant la malade on extrait une masse allongée d'environ 8 centimètres de long, constituée en grande partie par des caillots dans lesquels M. le Professeur Herrgott croit reconnaître l'existence d'une cavité ovulaire tapissée d'une membrane amniotique lisse. On distingue également quelques petits débris de caduque.

Le soir on trouve en rétroversion l'utérus qui le matin encore était en bonne position. Le lendemain matin, M. le Professeur Herrgott pratique la reposition de l'organe après avoir fait mettre la patiente en position génu-pectorale et après avoir fait vider la vessie.

OBSERVATION XIII

Madame P..., âgée de 23 ans, III pare. Les deux premières grossesses se sont passées normalement. La période de 3 ans 1/2 qui s'est écoulée entre la dernière grossesse et la grossesse actuelle n'a été marquée par aucun phénomène douloureux du côté de l'abdomen, et la personne a travaillé durant tout ce laps de temps. Les dernières règles datent du 6 novembre et ont duré trois jours.

Comme phénomènes lymphatiques, elle a eu perte de l'appétit, quelques vomissements, constipation, faiblesses. A la fin du mois de novembre, elle a soulevé un sac de pommes de terre qui lui a occasionné une douleur dans les reins. Elle n'a pas souvenir d'avoir senti se déplacer quelque chose. Depuis cette époque, elle prétend souffrir de douleurs lombaires, inguinales, crurales. Elle a des envies fréquentes d'aller à selle, avec difficulté de satisfaire ces envies. Jusque il y a huit jours, mictions fréquentes, mais faciles.

Le 15, en descendant de son lit pour allumer une lampe, elle a eu une sensation du déplacement. En même temps, douleur subite intense dans l'abdomen, pesanteur au niveau du périnée, envie de pousser. Voulant uriner, elle n'a pas pu.

Le médecin appelé constate la rétroversion de l'utérus et fait une tentative de réduction, mais sans résultat.

Le 23 mars, la femme entre à la Maternité. A son entrée, on constate une tumeur qui s'étend à trois travers de doigt au-dessus de l'ombilic, et que l'on reconnaît être la vessie distendue. On sonde et on retire environ 1.500 grammes d'urine de coloration normale, d'odeur ammoniacale.

Le fond de l'utérus est à la vulve, qu'il entrebaille. Le col est au-dessus de la symphyse pubienne. La malade pousse et cherche à expulser son utérus. On la place dans la position génu-pectorale. Réduction avec résultat presque complet. Le col est alors à la rentrée de la vulve. On place un pessaire et on fait coucher la femme sur le ventre.

Pendant la journée on la sonde et on retire environ 1.500 gr. d'urine. Le lendemain, on retire le pessaire. On constate que la rétroflexion se produit au moindre mouvement de la malade. Ce jour-là, on la sonde cinq fois et on retire les trois premières environ 1.500 grammes. Les deux dernières, environ 1.000 grammes. On fait dans la journée de nouvelles tentatives de réduction et on remet l'utérus en place.

25 mars. — L'utérus n'a pas bougé depuis deux jours qu'il est replacé. Les urines sont légèrement troubles. Elles contiennent de l'abumine, environ 2 grammes. La malade est mise au régime lacté. Le 29 mars, elle sort de la Maternité.

OBSERVATION XIV

Madame X..., âgée de 20 ans, primipare, réglée à 14 ans. Pendant les cinq premières années, les règles étaient abondantes et leur durée était de huit jours. Depuis, elles sont devenues normales durant cinq jours et douloureuses surtout les deux premiers.

N'ayant plus été réglée depuis le 24 octobre 1910, elle s'est crue enceinte. Elle n'a pas eu de phénomènes lymphatiques.

Le 7 janvier, dans la matinée, la malade est brusquement saisie par une douleur vive siégeant dans la région lombaire et au niveau de l'hypogastre. Presque aussitôt, elle perd environ un verre de sang. Elle prend le lit, et l'écoulement s'arrête. Du 7 au 15, rien d'anormal.

Le 15, à midi, se font sentir des douleurs siégeant au même niveau que précédemment et progressivement croissantes. Elles durent jusqu'au soir. Ces douleurs sont accompagnées de pertes abondantes. A minuit, les douleurs cessent subitement et, une demi-heure plus tard, la malade expulse des caillots. A une heure, elle ressent de nouvelles douleurs, mais moins intenses.

16, 17, 18 janvier. — Les douleurs et les pertes continuent, et, le 19, la malade entre à la Maternité. Depuis ce jour, elle perd encore, mais peu. Les douleurs sont beaucoup moins vives. L'abdomen n'est pas volumineux et la palpation ne permet aucune constatation. Au toucher, on remarque que l'utérus atteint son développement correspondant à une grossesse de 3 mois 1/2. Il est, en outre, en rétroversion, culbuté dans l'excavation, tandis que son col regarde franchement en avant. La reposition est très facile, mais l'utérus retombe spontanément en arrière dès que la malade se couche sur le dos. Aussi se contente-t-on, après l'avoir fait placer en position génupectorale, de remettre la matrice en bonne position et de l'y maintenir à l'aide d'un pessaire en métal. La malade reste encore quelques jours au service et comme elle ne perd plus, rentre chez elle.

Huit jours après, elle vient à la visite à la Maternité. Elle déclare qu'elle n'a plus eu de douleurs, ni de pertes depuis son départ. Au toucher, on est très surpris de trouver un utérus maintenu en bonne place par le pessaire, petit, inaccessible au-dessus de la symphyse.

En raison de cette constatation on affirme alors à la malade qu'elle n'est pas enceinte.

Vu :
Nancy, le 17 Juillet 1911.
Le Président de la Thèse :
A. HERRGOTT

Vu :
Nancy, le 17 Juillet 1911.
Le Doyen :
GROSS.

Vu et permis d'imprimer,
Nancy, le 19 Juillet 1911.
Le Recteur de l'Académie :
Ch. ADAM.
Correspondant de l'Institut.

CONCLUSIONS

---

1) Les causes de la rétroversion sont : l'existence d'une rétroversion antérieure à la grossesse, congénitale ou acquise ; la multiparité ; les efforts faits dans les premiers mois de la grossesse. Pour cette raison et pour d'autres encore on ne saurait trop insister sur le repos qu'on doit assurer à la femme pendant la grossesse.

2) Il y a lieu de faire une distinction entre la rétroversion qui n'amène pas d'accidents et la rétroversion qui aboutit à des complications.

3) Les plus grandes complications sont l'enclavement et consécutivement la rétention d'urine, qui peut même aboutir à la gangrène de la vessie.

4) Le pronostic de la rétroversion incident est toujours bénin pour la mère, comme pour l'enfant.

5) La gravité de pronostic dans la rétroversion accident dépend de la rapidité avec laquelle le diagnostic a été porté. Reconnue dès le début et traitée attentivement, la maladie a presque toujours une issue heureuse pour la mère tout au moins, pas toujours pour l'enfant à cause de l'avortement qui peut survenir.

Méconnue ou mal traitée, la rétroversion conduit souvent à une issue fatale. La mort peut survenir par gangrène vésicale, ou par péritonite consécutive à la rupture de la vessie.

6) L'avortement ne semble pas être une conséquence directe de la rétroversion et dépend de beaucoup d'autres facteurs surajoutés, qui accompagnent la rétroversion.

7) On doit toujours surveiller une femme qui a eu une rétroversion, car une première rétroversion peut donner des récidives à l'occasion de grossesses ultérieures.

8) Dans tous les examens de femmes enceintes et surtout dans les cas de rétroversion, on doit, avant tout faire vider la vessie et le rectum spontanément ou par le cathétérisme.

9) Dans les cas de rétroversion incident, le traitement consiste seulement en repos au lit, surveillance médicale et évacuation régulière des réservoirs.

Dans d'autres cas, c'est aussi par l'expectation qu'il faut commencer, en y ajoutant des cathétérismes souvent répétés, jusqu'à cessation des phénomènes vésicaux. On procède à la réduction, si l'expectation n'a pas donné les résultats voulus. La réduction en cas d'échec doit être tentée plusieurs fois de suite.

10) Si la réduction manuelle et instrumentale ne réussissent pas, c'est la laparatomie qu'il faut pratiquer plutôt que l'avortement.

INDEX BIBLIOGRAPHIQUE

ALFRED. — *Zur Behandlung der incarcerat. retr. Uteri.* centr. f. g. 1898

ASTERBLUM. — Centr. f. g. 1892. p. 375.

BAR. — *La Pratique de l' Art de l' Accouchement.*

BAR P. — *Journal des Praticiens* 1910.

BRAESE P. — *Anvandung der Alex-Adams operat. in der Schvangerschaft.*
Centrblatt f. g. 1909. No 47, p. 1612.

BUMM. — *Grundriss zum Studium der Geburtshilfe.* Wiesbaden 1909.

CHARLES. — *Journal d'Accouchements* 1905, No 31.

CHARLES de Liège. — *Du déplacement de la Matrice en arrière pendant la Grossesse.* Bruxelles. 1878.

CHARPENTIER. — Traité pratique des accouchements, t. I.

CHROBACK. — *Ueber der Retroversio und Retroflexio Uteri gravidi volkmann's Sammlung Gynecologie.* No 138.

COUVELAIRE. — Incarcération pelvienne de l'Utérus gravide ; Rétroflexion avec abaissement du col.
Société d'obstétrique, de gynécologie et de pédiatrie. Paris 1909.

CHROBACH. — *Zur Frage der spontanen Aufrichtung bei Retroversionen der schwangeren Gebaarmutter.*
Centralbl. f. Gynecolog 1892. No 7.

DELBET Pierre. — Suppurations peiviennes.

DELMAS et ROGER. — Cystite hémorrhagique à colibacille au cours d'une rétroflexion de l'utérus gr.
Bulletin Médec. XXIII. Paris 1909. p. 331.

DIENST. — *Ueber Retroversio ut. gr. Deutsche Medicinische Wochenschrift.* 1905. p. 623.

DUEHRSSEN. — *Uber Aussackungen Ruckwaertsneigungen und Knikkungen des schwangeren Uterus.*
Archiv. f. Gynécolog. 1899. bd. 57.

— 90 —

DUEHRSSEN. — *Centralbl. f Gynecol.* 1898. p. 859.

FRANKSTEIN. — *Zur Laparatomie bei Retroflexio Ut. gr. fixata.*
Deutsche Med. Wochenschrift. 1910. N° 22. p. 1038.

FRITSCH. — Maladies des femmes.

FRUHINZHOLZ. — Nouvelle pratique Médico-Chirurgicale (P, M. C.)
Paris. Masson 1911.

GALLOIS. — Leçons sur un cas de rétroversion de l'utérus gravide.
Dauphiné Médical. Grenoble. 1903. p. 209.

GODART. — *Im Dritten Monat gravidæ Uteri in retroflexio.* Laparatomie Polycilnique 1910. p. 132.

GOULLIAUD. — Annales de Gynécologie et d'obstétrique, Mai 1911.

HARDOUIN. — Contribution à l'étude de la rétroversion de l'utérus
gravide, Thèse. Paris. 1895.

HARLAY. — Contribution à l'étude de la rétroversion de l'utérus gravide. - Thèse. Paris. 1899.

JACOB. — La Laparatomie dans certains cas de rétroflexion. *Journal
d'Accouchements,* 1898.

JACOBS. — Bulletin de la Société Belge de Gynécologie et Obstétrique.
1898 - 1899. IX. 2.

JACQUEMEIER. — Manuel des accouchements. T. 1.

KRUSTOFOLLETTI. — *Gynecologische Rundschau.* 1910. pf. XII.

KUBINYI. — *Uber der Incarceration der retrodeviirten geschvangern
gebar mutter und der consecutiven Blasengrangen Volkmann's Sam-
lung gynec.* N° 192.

KUESTNER. — *Monatschrift fr geburtsst. und Gynecologie.* bd. 25. 150.

KUESTNER. — *Retroflexio und Retroversio uteri gravidi. Handbuch
Gynœk. von Veit bd I.* 1907.

LAROYENNE. — Essai sur la semiologie. Thèse. Lyon. 1902.

LATHURAS. — VIOLLET. — Variétés de rétention de l'urine dans la rétroversion.
Annales de Gynécol. 1896. p. 286.

LEHMANN. — *Berliner klinischen Wochenschrift.* 1901. N° 21-22.

MAÏSS. — *Zur Therapie der retroflex. ut. gr. fixata.*
Monatschrift f. geb. und. gynecol. 1910. Juin. p. 773.

MARTIN A. — Rétroversion de l'utérus gravide.
Revue Médicale de Normandie. Rouen. 1901. t. 1.

MARTIN A. — Rétroflexion de l'utérus gravide et prolapsus vésical.
Normandie Médicale. Rouen. 1896.

MARTIN A. — *Revue Médicale de Normandie.* Rouen. 1903.

MARTIN A. — *Annales de Gynécologie.* 1903. p. 220.

Meyer A. — *Zur Klinik der Retroflexio Deutsch. Med. Wochenschrift.*
1908. N° 49.

Montuoro. — *Die Operation Pestalozza Beitrag zur Operationen.*
Behandlungen der retroflex. ut. Zentralblaetter fuer Gynecologie
9 avril 1910.

Olshausen. — Contribution à l'étude de la rétroflexion utérine puerp
La Semaine médicale, 1908. p. 114.

Oui. — Note sur un cas de rétroflexion de l'utérus gravide. *Echo Méd.*
du Nord. Lille. 1898. p. 332.

Oui. — Rétroversion de l'utérus gravide.
Revue prat. d'obstét. et de péd. 1894.

Pinard et Varnier. — Contribution à l'étude de la rétroversion de
l'utérus gravide.
Annales de Gynécologie 1886-1887.

Pincus. — *Zur Ætiologie der Retroflexion Zent. f. g.* 1908.

Pitha W. — *Beitrag zur Ætiologie und Therapie der augeboren retrof.*
ut.
Medicinische Blaetter 1909. N° 38.

Pozzi. — Traité de Gynécologie.

Puppel. — *Zur Laparatomie bei retroflexio ut. gravidi incarcerati.*
Monatschrift f. Geburtshilfe und ginecol. Bd. XXXI. Hft I. 1910.

Raichstein (Mlle). — Contribution à l'étude de la rétroversion de
l'utérus gravide.
Thèse de Paris 1910.

Reinecke. — *Zur Retroflexio uteri gravidi.*
Muenchener Medicin. Wochen. 1900.

Roberts. — *Todliche verlaufene Cystitis mit Blavenrupture bei Retro-*
versio ut. gr. Centralb. f. gyn. 1906. N° 49. p. 1363.

Rosenberg. — (Budapest) *Ein sletener Fall. von Incarceratio uteri*,
Gravidi Retroflex.
Beitrage zur geburtshilfe und gynec. XIV. Hft. 2-39.

Salmon. — De la rétroversion de l'utérus, pendant la grossesse. Th.
d'agrégation Paris 1863.

Schuhl. — De l'Avortement à répétition.
Revue médicale de l'Est. 1891. XXIII. Nancy.

Schuhl. — Rétroflexion de l'utérus gravide.
Revue médicale de l'Est. Nancy. 1894.

Schultze. — Traité de déviation utérine.
Traduction de Herrgott. Paris 1884. p. 238.

Seytre. — Du renversement de la vessie.
Thèse. Lyon. 1897.

Société d'Obstétrique et Gynécologie de Paris. 1909.

Sommerfeld Julius. — *Zur Therapeutique flexions-Operation*. Berlin.
Klinisch. Wocherschrift. 1909. N° 14.

Stoekel. — *Wann und wie soll der praktische Arzt die Retroflexio uteri
behandlen. Berliner Klinische Wochenschrift* 1905 NN° 48-49.

Saenger. — *Centralbl. f. Gynecol* 1885 *p.* 664.

Tarnier et Baudin. — Traité de l'art d'accouchement. t. II.

Testut. — Traité d'Anatomie humaine. t. IV. p. 729.

Thomson. H.— *Ein Beitrag zur Retroflexio uteri partials Centr. fur. G.*
1906. N° 19.

Thorn. — *Die Retrodeviation der Uteri im Lichte der Praxis. Sammlung fuer Klinische Gynecol.* N° 195.

Treub. — *Die Todesursachen bei incarceratio Uteri gravidi retroflexio.
Zentrabl. f. gynecol.* 1892. p. 375.

Vinay. — Maladie de la grossesse.

Varnier. — Rétroversion récidivante de l'Utérus gravide.
Annales de Gynécologie 1889.

Weit. — *Retroversio in den spaeteren Monaten der Schwangerschaft.
Wolkmann's Sammlung.* N° 170.

Winckel. — *Handbuch der Geburtshilf.*

TABLE DES MATIÈRES

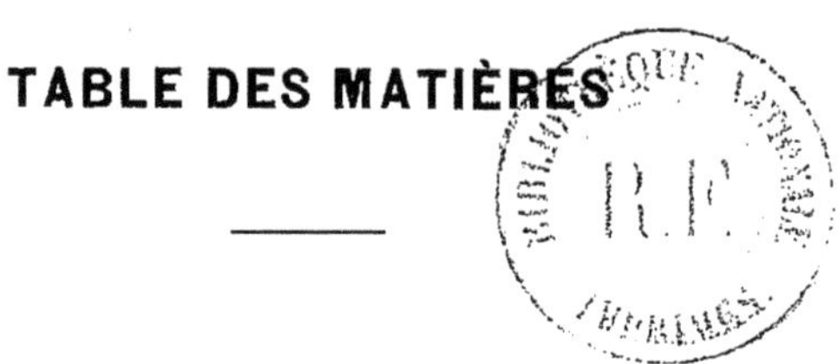

INTRODUCTION.. 1
Chapitre I. HISTORIQUE ET DÉFINITION........................ 4
Chapitre II. ETIOLOGIE.. 8
  1 CAUSES PRÉDISPOSANTES..................................... 8
  a) MULTIPARITÉ... 8
  b) AGE DE LA GROSSESSE...................................... 9
  c) DÉVIATION PRÉEXISTANTE................................... 10
  2) CAUSES DÉTERMINANTES..................................... 11
  A) CAUSES DÉTERMINANTES DE LA FORME LENTE................ 11
  a) MALFORMATION UTÉRINE.................................... 11
  a) ACCUMULATION DES MATIÈRES FÉCALES...................... 12
  c) TUMEURS DE LA PAROI UTÉRINE............................ 13
  d) RÉTENTION D'URINE....................................... 14
  e) ADHÉRENCES UTÉRINES..................................... 16
  B) RÉTROVERSION A FORME BRUSQUE........................... 20
Chapitre III. SYMPTOMES ET MARCHE CLINIQUE.................. 22
  FORME LENTE.. 24
  1) PÉRIODE PRODOMIQUE....................................... 24
  FORME BRUSQUE.. 25
  2) PÉRIODE D'ÉTAT... 26
  A) RÉTROVERSION INCIDENT................................... 26
  B) RÉTROVERSION ACCIDENT................................... 28
  a) SYNDROME URINAIRE....................................... 29
  b) RÉTENTION DES MATIÈRES FÉCALES......................... 37
  c) PHÉNOMÈNES DOULOUREUX................................... 39
  d) AVORTEMENT ET RÉTROVERSION............................. 40

Signes physiques.. 44
  a) Inspection.. 44
  b) Palpation 45
  c) Toucher vaginal................................. 46
  d) Toucher rectal.................................. 48
Chapitre IV. Pronostic.................................... 49
  I. Pronostic maternel................................ 49
    A) Rétroversion incident......................... 49
    B) Rétroversion accident......................... 49
  II. Pronostic fœtal.................................. 50
  III. Pronostic pour des Grossesses ultérieures......... 51
Chapitre V. Diagnostic.................................... 52
  Diagnostique différentiel avec :
    a) Hématocèle.................................... 53
    b) Fibrome de la Paroi postérieure................ 53
    c) Grossesse extra-utérine....................... 54
    d) Différents Symptomesfonctionnels.............. 55
Chapitre VI. Traitement................................... 57
  A) Rétroversion incident.......................... 57
  B) Rétroversion accident.......................... 58
    a) Cathétérisme................................. 59
    b) Evacuation du Rectum......................... 61
    e) Etat général................................. 61
    d) Réduction de l'uterus........................ 62
    1°) Réduction manuelle............................ 62
    2°) Réduction instrumentale 64
    e) Laparatomie.................................. 66
Observations.. 72
Conclusions 87

www.ingramcontent.com/pod-product-compliance
Ingram Content Group UK Ltd.
Pitfield, Milton Keynes, MK11 3LW, UK
UKHW021744090726
13657UKWH00002B/917